JN249017

上部消化管

経口内視鏡 経鼻内視鏡

編集

田尻 久雄
貝瀬 満
河合 隆

内視鏡挿入・観察のポイント

初心者からベテランまで —— *検診にも役立つ*

改訂第2版

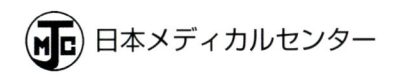
日本メディカルセンター

執筆者一覧

■ 編　集
　田尻　久雄　　東京慈恵会医科大学先進内視鏡治療研究講座　教授
　貝瀬　　満　　日本医科大学消化器・肝臓内科　教授
　河合　　隆　　東京医科大学消化器内視鏡学分野　主任教授

■ 執筆 (執筆順)
　植木　信江　　日本医科大学消化器・肝臓内科　講師
　吉村　理江　　博愛会人間ドックセンターウェルネス ウィメンズウェルネス天神　所長
　河合　　隆　　東京医科大学消化器内視鏡学分野　主任教授
　山本　頼正　　昭和大学藤が丘病院消化器内科　准教授
　貝瀬　　満　　日本医科大学消化器・肝臓内科　教授
　八木　健二　　東京医科大学消化器内科　助教
　菊池　大輔　　虎の門病院消化器内科　医長
　飯塚　敏郎　　虎の門病院消化器内科　部長
　布袋屋　修　　虎の門病院消化器内科　部長

序　文

　本書は 10 年前（2008 年 5 月）「上部消化管 内視鏡挿入・観察のポイント―初心者からベテランまで」として刊行された書籍の改訂版である．刊行以来，内視鏡挿入・観察の入門書として，経口内視鏡・経鼻内視鏡の経験の浅い初心者からベテランまで多くの先生より，長い間支持を受けてきた．本書の特徴は，安全で苦痛のない挿入・観察法を主たる目的として，経鼻内視鏡と経口内視鏡とを比較しながら，両者の使い分け，挿入・観察・生検のポイントを写真（図）やシェーマを多用して理解しやすく解説し，かつ実際の動画（DVD）を付けた点であった．

　その後，2013 年に *H. pylori* 感染症に対する除菌治療が保険収載され，胃癌の予防を含めた *H. pylori* 除菌が広く行われるようになった．また，2014 年には新たな内視鏡の胃炎分類として，「胃炎の京都分類」が発表された．*H. pylori* 感染胃炎の診断が容易となり，除菌治療へと誘導できるだけでなく，*H. pylori* 感染状態によって異なる胃癌の特徴を理解することで，効率的な胃癌スクリーニング検査が可能になってきている．さらに 2016 年から胃癌検診において，X 線検査に加えて内視鏡検査が推奨され，各自治体では内視鏡による胃癌検診が広く行われるようになり，検診目的の内視鏡検査は急速に増加しつつある．今後，これまでは内視鏡を専門としていなかった施設でも積極的に内視鏡に取り組む機会が増えてくると予想している．

　最近 10〜20 年における Hi-Vision 電子内視鏡，画像強調観察技術（Image-Enhanced Endoscopy；IEE），拡大内視鏡など画像診断技術と機器の進歩は著しい．スクリーニング検査の立場からみると，患者の負担軽減という意味で限りなくスコープの細径化が求められてきた．経鼻内視鏡の歴史を振り返ると，1990 年代前半に経鼻挿入可能な細径内視鏡が発売されたが，画質が悪くその用途は限定的であった．2002〜2003 年以降，画像解像度の向上と種々機能の搭載など改良が進み，経鼻内視鏡の普及に拍車がかかった．富士フイルム社は，2014 年 10 月に BLI・LCI 機能を有するレーザー光源搭載の内視鏡システム（LASEREO）の経鼻内視鏡（EG-L580NW）を発売して広く使用されている．オリンパス社は，2012 年に EVIS LUCERA ELITE の GIF-XP290N を発売してきたが，2018 年 1 月には GIF-H190N を新発売し，さらなる画質の向上が得られている．"経鼻内視鏡による検診新時代"と言っても過言ではない．このような時代的・社会的背景をもとに，今回は内容を全面的に改訂し，動画映像（DVD）も貝瀬 満教授と河合 隆教授が渾身の力を込めて新たに作成した力作である．

　内視鏡検診に携わる先生には必携の書物として，また内視鏡を初めて触る研修医

から内視鏡指導医の先生にとっても有用な書物となっており，是非とも座右に備えて日常内視鏡診療に役立てていただきたいと願っている．

参考文献

1) 春間　賢 監，加藤元嗣，井上和彦，村上和成，他 編：胃炎の京都分類．2014，日本メディカルセンター，東京
2) 日本消化器内視鏡学会 監：上部消化管内視鏡スクリーニング検査マニュアル．2017，医学図書出版，東京
3) 日本消化器がん検診学会　対策型検診のための胃内視鏡検診マニュアル作成委員会 編：対策型検診のための胃内視鏡検診マニュアル．2017，南江堂，東京

2018年4月

日本消化器内視鏡学会理事長
東京慈恵会医科大学先進内視鏡治療研究講座教授

田 尻　久 雄

初版の序 (抜粋)

　大勢の人が気軽に内視鏡検査を受けられるようにするためには，安全で苦痛の少ない上部消化管内視鏡検査法が求められ，1990 年代から極細径電子内視鏡の開発が行われてきた．2002～2003 年以降，経鼻挿入可能な極細径電子内視鏡の画質が飛躍的に向上している．現在では経口のみならず経鼻挿入可能なスコープは，フジノン東芝 ES システム，オリンパス，ペンタックスの各社より発売されている．その結果，最近の数年間にわが国では，競うように急速な勢いで極細径の経鼻内視鏡が全国津々浦々に普及しつつある．極細径の経鼻内視鏡は，鉗子チャンネル内径が2.0 mm であるほかは，送気・送水ノズルを有し，基本的には通常の上部消化管電子内視鏡の仕様とほとんど変わらない．

　極細径の経鼻内視鏡は従来の経口電子内視鏡に比し，患者の苦痛が少なく呼吸循環系への負担も軽い．しかしながら，極細径化のために画像を中心とした光学系や操作性は一部犠牲となる特有の問題もある．一方，経口電子内視鏡でも意識下鎮静法を用いる方法では，鎮静剤による呼吸循環抑制やリカバリーの問題があるが，患者はほぼ無痛で精度の高い検査を行うことができる．両方ともに長所・短所があり，今後はそれぞれの特徴を生かして検査目的，患者の要望，検査機関の特性と規模などに応じて相補的に行われると考えられる．

　本書は安全で苦痛のない挿入・観察法を主たる目的として，経鼻内視鏡と経口内視鏡とを比較しながら，両者の使い分け，挿入・観察・生検のポイントを写真（図）やシェーマを多用して理解しやすく解説した書である．また，内視鏡検査の準備，拡大内視鏡や色素内視鏡の基本，偶発症と対策など上部消化管内視鏡検査を行ううえで必要十分な事項を網羅している．さらに最近，内視鏡治療手技の習得のみを目指す若い先生が多いなか，正確な診断学を身につけることの重要性を随所に強調していることも本書の特徴である．

　内容を読んでいただくと分かるが，単なる入門用のマニュアル書ではなく，一度読んだ人が折りに触れて参照できるように長く使用していただける構成になっている．副題に"経口内視鏡・経鼻内視鏡—初心者からベテランまで"と付記されている所以であり，このような画期的な書は，世界的にみても初めての出版である．

　2008 年 5 月

東京慈恵会医科大学内科学講座消化器・肝臓内科

田尻　久雄

Contents

第5章 ┃ 生検のポイント　　　　　　　　　　105

八木健二

第6章 ┃ 内視鏡に伴う偶発症と対策　　　　113

菊池大輔，飯塚敏郎，布袋屋修

DVD Menu

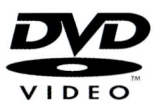

（貝瀬　満）

経口内視鏡による上部消化管内視鏡挿入観察法（通常内視鏡挿入）

●症例1　胃体部 group 3 を指摘され経過観察中の症例
（苦痛軽減を優先し，十二指腸観察後，胃の詳細観察する方法）

- 咽頭
- 食道
- 噴門から胃
- 幽門から十二指腸
- 十二指腸
- 胃
- 前庭部（前壁・小弯・後壁・大弯）
- 胃角（前壁・小弯・後壁）
- 胃体部（J ターン）
  ー（胃体部中部から上部の前壁・小弯）
- 噴門部（J ターン）
  ー（前壁・大弯・後壁・小弯・噴門直下）

- 胃体部（J ターン）
  （体中部から下部　小弯・後壁）
- 体下部（見下ろし）
  ー（体下部の大弯・前壁・小弯・後壁）
- 体中部（見下ろし）
  ー（体中部の大弯・前壁・小弯・後壁）
- 体上部（見下ろし）
  ー（体上部の大弯・前壁・小弯・後壁）
- 穹窿部
- 以前グループ 3 を指摘された胃体中部小弯の NBI・拡大観察
- 前庭部腸上皮化生の NBI 観察
- 食道ー（抜去時の白色光観察）

●症例2　胃腺腫を指摘され除菌後不明瞭となり経過観察中の症例
（胃の詳細観察を優先し，最後に十二指腸観察する方法）

- 咽頭
- 食道
- 噴門から胃
- 胃体部から前庭部
- 胃角部ー（前壁・小弯・後壁）
- 胃体部（J ターン）
  ー（体部中部から体上部の前壁・小弯を観察）
- 穹窿部・噴門（J ターン）
  ー（穹窿部から噴門直下を観察）
- 胃体部（J ターン）
  ー（体上部から体下部へ，小弯・後壁を観察）

- 胃体部（見下ろし）
  ー（体下部から体上部へ，大弯・前壁・小弯・後壁を観察）
- 穹窿部
- 以前グループ 3 を指摘された胃体上部前壁の NBI・拡大観察
- NBI 観察（非拡大観察・拡大観察）
- 十二指腸（球部・十二指腸下行脚・ファーター乳頭）
- 食道（白色光観察）

● 症例3　早期胃癌 ESD 後，食道ヨード不染もあり経過観察中の症例
　　　　（苦痛軽減を優先し，十二指腸観察後，胃の詳細観察する方法）

- 前準備
- 咽頭
- 食道
- 噴門から胃
- 幽門から十二指腸
- 十二指腸
- 胃
- 前庭部（幽門）
- 前庭部（前壁・小弯・後壁・大弯）
- 胃角部（小弯・前壁・後壁）
- 胃体部（J ターン）
　（胃体部中部から上部の前壁・小弯）

- 穹窿部（J ターン）
- 噴門部（J ターン）
　─（小弯・後壁）
- 体下部（見下ろし）
　─（体下部の大弯・前壁・小弯・後壁）
- 体中部（見下ろし）
　─（体中部の大弯・前壁・小弯・後壁）
- 体上部（見下ろし）
　─（体上部の大弯・前壁・小弯・後壁）
- 穹窿部（見下ろし）
- ヨード染色による観察

細径内視鏡による上部消化管内視鏡挿入観察法（経鼻・経口挿入）

（河合　隆）

●1　経鼻上部消化管内視鏡挿入観察法

- 内視鏡セットアップ動作確認
- 経鼻内視鏡，スコープの解説
- 光源，送気，送水，吸引の解説
- 経鼻内視鏡前処置
- 追加前処置─中鼻甲介
- 追加前処置─下鼻甲介
- 内視鏡動作確認─
- 経鼻挿入─
- 経鼻挿入─（下鼻甲介〜上咽頭）
- 経鼻挿入─（上咽頭〜下咽頭）
- 経鼻挿入─（梨状陥凹〜食道）
- 食道内の観察─
- 経鼻挿入─（食道〜胃）
- 胃体下部から十二指腸─
- 十二指腸球部─（下壁，前壁，上壁）
- 十二指腸球部
　─（セカンドポーションの観察）
- 胃体部の観察─

- 胃角部（J ターン）
　─（小弯・前壁・後壁）
- 胃角部（J ターン）
　─（体上部へ，前壁，後壁・ホルニクスを観察）
- 胃体部（見下ろし）
　─（体下部，小弯・後壁，体中部，前壁・後壁・大弯を観察）
- 胃体部（見下ろし）
　─（体上部，小弯・後壁・大弯・前壁）
- 胃体部（見下ろし）
　─（体上部，大弯側 LCI，BLI による観察）
- 胃体部　LCI による観察─
- 胃体部　BLI による観察─
- 前庭部　LCI 観察─
- 食道（白色光観察）─
- 食道（抜去時の BLI 観察）─
- 食道（抜去時の鼻腔観察）─

●2　鼻腔挿入─鼻腔の変更

●3　経口挿入の場合法

- 細径内視鏡使用時のマウスピースについて─
- 前処置─
- マウスピースの取り付け─

- 細径内視鏡による経口挿入（咽頭〜食道）─
- 胃角部　生検─

第 1 章　内視鏡検査の準備

1. 内視鏡器材の種類と選択

　内視鏡装置，スコープについて基本的な知識をもつことは，内視鏡医にとって必須である．内視鏡システムや映像化方式を詳細に理解することはなかなか難しいが，スコープの基本構造を知ることは重要である．ここでは，スコープについて説明する．

I　内視鏡装置のメーカー

　日本において消化管内視鏡機器メーカーは，オリンパス，富士フイルム，PENTAX の 3 社がある．世界においてもこの 3 社は大きなシェアを占めている．

　オリンパス社は 2012 年に EVIS LUCERA ELITE を発売し，現在では 260 シリーズと 290 シリーズがおもに使用されている．また，おもにスクリーニングをメインとしている施設向けにコストパフォーマンスに優れた機種として 170 シリーズ，190 シリーズも発売している．光源装置が EVIS LUCERA 以降（ただし型番 CLV-260 は除く）と Optera（170 シリーズ），EXCERA III（190 シリーズ）のものであれば，NBI（Narrow Band Imaging）機能が搭載されている．

　富士フイルム社はキセノン光源を使用した Advancia，レーザー光源を使用した LASEREO がおもに使用される．Advancia シリーズでは FICE 機能を有し，LASEREO シリーズでは BLI（Blue LASER Imaging）や LCI（Linked Color Imaging）機能を有する．

　このようにメーカーによる違いがあるが，開業医でない限りそれぞれの内視鏡施行医がメーカーを選択することはほとんどなく，施設にあるものを用いることになる．そのため，それぞれのメーカーの内視鏡スコープ，画像特性についての知識が必要となる．

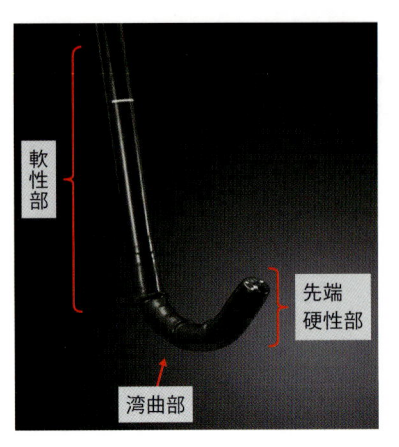

図1 内視鏡の先端部
〔オリンパス社提供，改変〕

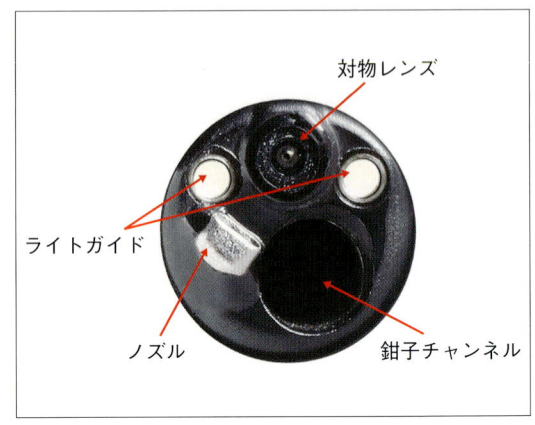

図2 内視鏡の先端面
〔オリンパス社提供，改変〕

Ⅱ　スコープの基本構造

　　ここではオリンパス社と富士フイルム社のスコープについて述べる．内視鏡操作部は両社ともほぼ同じであるが，画像観察，撮影に関連するボタンの位置に違いがある．体内に挿入される挿入部は軟性部，湾曲部，先端硬性部からなり（**図1**），内視鏡先端の上下左右の湾曲角は up：210°，down：90°，right：100°，left：100° とすべて同じである（表1〜4）．先端には2本のライトガイドと対物レンズ，その近傍にノズルがあり，送気・送水チャンネルから空気・水が出てくる．鉗子チャンネルからは吸引が行われ，処置具もここを通る（**図2**）．

　　また，映像化方式に違いがある．オリンパス社の200系シリーズは面順次方式といわれる方法で，オリンパス社の100系シリーズおよび富士フイルム社は同時方式という方法で映像化している．面順次方式は赤，緑，青の光で順次被写体を照射してその反射光をモノクロ CCD にて撮影する．同時方式では，カラーCCD にて撮影し，この信号を映像化する．最近は CMOS が用いられることがある．面順次方式は，同時方式に比べて色再現性および解像度の点で優れるが，内視鏡装置のシステムが複雑になるとともに，被写体像の動きが速いと色ズレが生じる[1]．しかし，デメリットがかなり克服され，映像化方式による差は少なくなっている．

Ⅲ　スコープの選択

　　内視鏡検査を行うに当たって，もちろん内視鏡挿入技術の向上が重要であるが，検査の目的によってスコープの選択が重要になる．まず，スコープによって先端部外径，軟性部外径に違いがある（**図3, 4**）．挿入経路は検査前にほぼ決まっているが，経鼻で行うのであれば選択肢は限られる．経口で行うのであれば，拡大

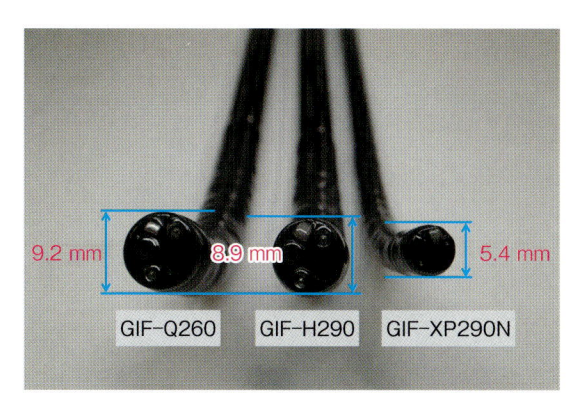

図3 オリンパス社製スコープの先端比較
〔オリンパス社提供，改変〕

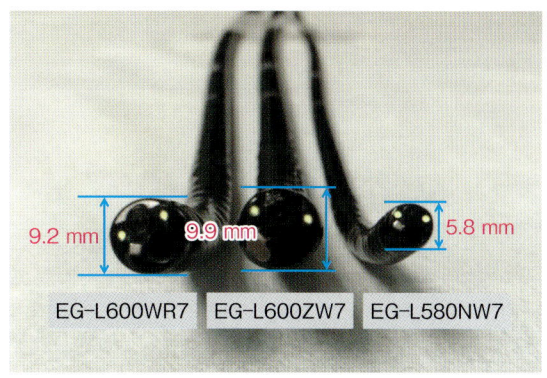

図4 富士フイルム社製スコープの先端比較
〔富士フイルム社提供，改変〕

機能を必要とするかどうか，副送水機能を必要とするかなどを考慮する．そのなかでも画質の違いがあるため，総合的に判断して選択する．たとえば内視鏡治療に当たっては，副送水機能は必須であるが，鉗子チャンネルの位置がスコープにより違いがあるため，病変部位によって選択する必要がある（**表1～4**）．

① 通常内視鏡（経口）

通常内視鏡検査において，経口で行う際はできるだけ苦痛を軽減したい．経鼻用の極細径スコープで検査を行うことも可能であるが，経口で行うメリットは極細径スコープと比較して画質解像度が良いことと，鉗子チャンネルの内径が大きいため吸引が速いことである．また，胃内を洗浄する際にシリンジで水を注入しやすい．検診などのスクリーニング検査では拡大機能は必須でないため，オリンパス社のスコープではもっとも細い外径 8.9 mm の GIF-H290 が適しているといえる（表1）．富士フイルム社の Advancia シリーズと LASEREO シリーズの経口スコープの外径は先端部外径 9.2 mm，軟性部外径 9.3 mm と同じである．Advancia シリーズでは先端部外径 8.7 mm，軟性部外径 8.7 mm の汎用細径スコープがあり，挿入時の苦痛は軽減されるであろう．

最近は *Helicobacter pylori*（*H. pylori*）感染者が減少してきているが[2]，感染して慢性胃炎を呈する胃では粘液が多く付着しており，洗浄が大変である．そのような場合にはスコープに副送水機能がついていると洗浄効率が格段に上がる．副送水機能がついているものはオリンパス社では GIF-Q260J，GIF-H260Z，GIF-HQ290，GIF-H290Z があるが，GIF-Q260J は他のスコープと比較し画質解像度が劣り，これらのなかでは GIF-H290Z がもっとも細い（表1, 2）．富士フイルム社のスコープは Advancia シリーズでは EG-600WR，EG-600ZW，LASEREO シリーズでは EG-L600WR7，EG-L600ZW7 に副送水機能がある（表3, 4）．

また，慢性胃炎を呈している胃は胃癌のリスクが高い．胃癌を疑う病変を見つけた際に，拡大機能があると鑑別診断に有用であり[3]，*H. pylori* 既感染，現感染の内視鏡検査を行う場合には拡大機能を有するスコープを選択することも一考に

表1 オリンパス社の上部消化管内視鏡

	GIF-Q260	GIF-Q260J	GIF-H290	GIF-XP290N	GIF-H190N
画質	高画質	高画質	ハイビジョン	極細径高画質（近接時はハイビジョンと同等）	ハイビジョン
視野角	140°	140°	140°	140°	140°
拡大倍率	—	—	—	—	—
撮像方式	面順次方式	面順次方式	面順次方式	面順次方式	同時方式
湾曲角	Up：210° Down：90° Right：100° Left：100°	Up：210° Down：90° Right：100° Left：100°	Up：210° Down：90° Right：100° Left：100°	Up：210° Down：90° Right：100° Left：100°	Up：210° Down：90° Right：100° Left：100°
先端部外径	9.2 mm	9.9 mm	8.9 mm	5.4mm	5.4 mm
軟性部外径	9.2 mm	9.9 mm	8.9 mm	5.8 mm	5.8 mm
観察深度	3〜100 mm	3〜100 mm	3〜100 mm	3〜100 mm	3〜100 mm
鉗子口径	2.8 mm	3.2 mm	2.8 mm	2.2 mm	2.2 mm
内視鏡画面上での処置具の見える方向	8 時	7 時	8 時	8 時	8 時
副送水機能	×	○	×	×	×

表2 オリンパス社の上部消化管内視鏡（拡大）

	GIF-H260Z	GIF-H290Z	GIF-HQ290
画質	ハイビジョン	ハイビジョン	ハイビジョン画質以上
視野角	通常観察時 140° 拡大観察時 75°	通常観察時 140° 拡大観察時 95°	通常観察時 140° 近接拡大観察時 140°
観察倍率 （OEV262H 時）	100 倍	85 倍	45 倍
湾曲角	Up：210° Down：90° Right：100° Left：100°	Up：210° Down：90° Right：100° Left：100°	Up：210° Down：90° Right：100° Left：100°
先端部外径	10.8 mm	9.9 mm	10.2 mm
軟性部外径	10.5 mm	9.6 mm	9.9 mm
観察深度	通常観察時 7〜100 mm 拡大観察時 1.5〜3 mm	通常観察時 7〜100 mm 拡大観察時 1.5〜3 mm	通常観察時 7〜100 mm 近接拡大観察時 3〜7mm
鉗子口径	2.8 mm	2.8 mm	2.8 mm
内視鏡画面上での処置具の見える方向	7 時	8 時	7 時
副送水機能	○	○	○

表3 富士フイルム社の上部消化管内視鏡（Advancia HD）

	EG-580NW2 （経鼻スコープ）	EG-550WR （汎用細経スコープ）	EG-600WR （汎用スコープ）	EG-600ZW （拡大スコープ）
イメージセンサー	スーパー CCD ハニカム	スーパー CCD ハニカム	メガピクセル CMOS	メガピクセル CMOS
視野角	140°	140°	140°	標準：140° 近接：56°
最大光学拡大倍率 （青字は計算値）	―	―	―	135 倍（19 インチ 4：3） 151 倍（26 インチ 16：9）
湾曲角	Up：210° Down：90° Right：100° Left：100°	Up：210° Down：90° Right：100° Left：100°	Up：210° Down：90° Right：100° Left：100°	Up：210° Down：90° Right：100° Left：100°
先端部外径	5.8 mm	8.7 mm	9.2 mm	9.9 mm
軟性部外径	5.9 mm	8.7 mm	9.3 mm	9.8 mm
観察範囲	3～100 mm	3～100 mm	2～100 mm	標準：3～100 mm 近接：1.5～2.5 mm
鉗子口径	2.4 mm	2.8 mm	2.8 mm	2.8 mm
内視鏡画面上での 処置具の見える方向	7 時	7 時	7 時	7 時
副送水機能	×	×	○	○

表4 富士フイルム社の上部消化管内視鏡（LASEREO）

	EG-L580NW7 （経鼻スコープ）	EG-L600WR7 （汎用スコープ）	EG-L600ZW7 （拡大スコープ）
イメージセンサー	スーパー CCD ハニカム	メガピクセル CMOS	メガピクセル CMOS
視野角	140°	140°	標準：140° 近接：56°
最大光学拡大倍率 （青字は計算値）	―	―	135 倍（19 インチ 4：3） 151 倍（26 インチ 16：9）
湾曲角	Up：210° Down：90° Right：100° Left：100°	Up：210° Down：90° Right：100° Left：100°	Up：210° Down：90° Right：100° Left：100°
先端部外径	5.8 mm	9.2 mm	9.9 mm
軟性部外径	5.9 mm	9.3 mm	9.8 mm
観察範囲	3～100 mm	2～100 mm	標準：3～100 mm 近接：1.5～2.5 mm
鉗子口径	2.4 mm	2.8 mm	2.8 mm
内視鏡画面上での 処置具の見える方向	7 時	7 時	7 時
副送水機能	×	○	○

値する．オリンパス社では GIF-H260Z と GIF-H290Z の 2 種類があるが，外径は GIF-H290Z のほうが細い（表 2）．拡大機能の使用に慣れていない場合には外径がやや太いが GIF-HQ290 を選択してもよい．通常観察と近接拡大観察の 2 段階フォーカス切り替えがボタン 1 つで可能である（デュアルフォーカス機能）．近接観察においてピントが合わせやすく，容易に高画質が得られる．富士フイルム社の拡大内視鏡は Advancia，LASEREO シリーズともに，先端部外径 9.9 mm，軟性部外径 9.8 mm で，拡大倍率が 40〜135 倍まで得られる（表 3，4）．

　オリンパス社では画質，外径，副送水機能以外に鉗子チャンネルの内径や位置がスコープによって違う．鉗子チャンネルは GIF-Q260J が 3.2 mm あり，ほかのスコープの内径（2.8 mm）より大きい．また，鉗子チャンネルが GIF-Q260J，GIF-H260Z，GIF-HQ290 では 7 時方向にあり，GIF-Q260，GIF-H290，GIF-H290Z では 8 時方向にある（表 1，2）．内視鏡治療（止血や内視鏡的粘膜切除術など）を行うに当たっては，この違いが操作性に影響を与えるため，適したスコープを選択することが重要である．

② 極細径内視鏡（経鼻）

　経鼻内視鏡検査で使用するスコープは，オリンパス社では GIF-XP260NS や GIF-XP290N，富士フイルム社では Advancia シリーズでは EG-580NW2，LASEREO シリーズでは EG-L580NW7 が用いられる（表 1，3，4）．

　GIF-XP260NS はライトガイドを 2 本装備することにより GIF-XP260N の約 2 倍の明るさが実現された．GIF-XP290N はさらに高画質となり，近接時はハイビジョンとほぼ同等の画質を得られる．また，鉗子チャンネル内径は 2.0 mm から 2.2 mm に大きくなっている．2018 年 1 月には 100 系シリーズの GIF-H190N が発売となった．GIF-H190N は GIF-XP290N と外径や鉗子チャンネル径は同じであるが，GIF-H190N はハイビジョンであり，通常光観察，NBI 観察ともに遠景でも明るく画質がきれいである．富士フイルム社には EG-L580NW や EG-L580NW7 があり，両方とも先端部外径 5.8 mm，軟性部外径 5.9 mm であるが，鉗子チャンネル内径が 2.4 mm ある．2 メーカーとも極細径内視鏡の画像解像度が改善しており，経口で使用する施設もある．

　内視鏡スコープの構造，特徴を理解し，その性能を最大限に活用して，内視鏡検査・検診に役立てていただきたい．

文　献

1) 藤田直孝：内視鏡装置とスコープの基本構造．消化器内視鏡　2017；29：327-331
2) Ueda J, Gosho M, Inui Y, et al：Prevalence of *Helicobacter pylori* infection by birth year and geographic area in Japan. Helicobacter　2014；19：105-110
3) Yao K, Nagahama T, Matsui T, et al.：Detection and characterization of early gastric cancer for curative endoscopic submucosal dissection. Dig Endosc　2013；25(Suppl 1)：44-54

（植木信江）

2. インフォームド・コンセントと前処置

I インフォームド・コンセント

　インフォームド・コンセント（informed consent；IC）とは，すべての医療行為に対する「説明と同意」であり，これは内視鏡検査においても必須である．受診者の自己決定権担保，安全な検査遂行や医師と受診者の信頼関係構築が大きな目的であるが，医療過誤発生時の事実確認にも重要である．

　ICで大事なのは，これらをわかりやすい用語で説明すること，また受診者の同意を得るとともに署名をもらうまでが一連の流れであり，署名がなければ完結しないことである．自己決定不可能な者では，代理人に説明・同意・署名を得る必要がある．

❶ 記載すべき内容

　ICでは内視鏡検査の目的，代替検査，検査手順，使用する薬剤，偶発症の頻度および対処方法を明記する．さらに経鼻内視鏡検査を行う場合は，経鼻特有の検査法や偶発症などについても記載しておく（**表**）．

❷ 鎮静薬・鎮痛薬について

　鎮静薬・鎮痛薬は内視鏡検査の偶発症全国調査でもっとも重篤な死亡事例の原因として挙げられ[1]，対策型検診で使用しないことがマニュアルに明記されてい

表 インフォームド・コンセント（IC）に記載すべき内容

		経口内視鏡	経鼻内視鏡
内視鏡検査の目的		○	○
代替検査（胃X線検査）		○	○
検査手順		○	○
使用する薬剤	消泡薬・粘液除去薬	○	○
	局所麻酔薬	○	○
	血管収縮薬		○
	鎮痙薬（使用する場合のみ*）	○*	○*
	鎮静薬・鎮痛薬（使用する場合のみ*）	○*	○*
偶発症	出血・穿孔・アレルギー	○	○
	鼻出血		○
生検・生検後の注意		○	○

る[2]．任意型検診や一般診療では受診者の受容性を考慮し使用する場合があるが，その際は偶発症および注意事項について十分に説明したうえで事前に同意を得る必要がある．

❸ 抗血栓療法について

日本消化器内視鏡学会が発表した「抗血栓薬服用者に対する消化器内視鏡診療ガイドライン」[3]および「直接経口抗凝固薬（DOAC）を含めた抗凝固薬に関する追補 2017」[4]は，抗血栓薬の休薬による血栓塞栓症発症のリスク回避に配慮したものであり，内視鏡検診においても遵守すべきである．

抗血栓薬服用中でも内視鏡検査実施が可能で，自己中断しないよう事前説明が必要であるが，健診・検診の場合，当日までに事前説明の機会がないことも多い．そこで，当センターでは健診 2 週間前に郵送する健診セット（健康調査表，採尿・採便容器など）に抗血栓薬内服者への注意事項を同封し注意喚起を行っている．

抗血栓薬服用中の生検取扱いについても事前説明と同意が必要である．内視鏡検診は一般診療とは異なり，安全な遂行がもっとも重要視されるため慎重に対応する．ガイドラインでは抗血栓薬が 1 剤の場合は休薬なく生検してよいとされている[3]が，止血が得られない場合は止血処置を行う，ワルファリンの場合は PT-INR が治療域であることを確認する，DOAC の場合は血中濃度のピークを避ける，などの対応が必要であり，これらが対応困難な場合は，抗血栓薬服用中の生検は避けたほうがよいであろう．

当センターは内視鏡検診の安全管理を最優先に，抗血栓薬服用中の生検は実施せず，必要時は医療機関へ紹介しており，同意書にも明記している．

❹ インフォームド・コンセントの工夫

内視鏡検診では，IC に加えアレルギーや抗血栓薬服用の有無，*Helicobacter pylori* 除菌歴などの問診も重要であるが，内視鏡検診業務は年々多忙化しており，IC や問診に十分な時間を割けないことも多い．

当センターでは，IC と問診を一体化させた「内視鏡検診問診票・同意書」（124，125 頁，付録 2）を検査開始前までに記入していただき，説明時間の短縮を図っている．その他，IC 用 DVD を活用する工夫も報告されている[5]．

Ⅱ　前　処　置

経口内視鏡と経鼻内視鏡は前処置方法が一部異なるため，検査医および検査介助者は施設運用に応じた前処置の習得が必要である．前処置の流れを**図 1** に示す．

❶ 消泡薬・粘液除去薬の内服（経口・経鼻共通）

麻酔開始前に消泡薬〔ジメチコンシロップ 5 m*l*（ガスコン® ドロップ内用液 2 ％〕を溶解した微温湯 80〜150 m*l* を服用する．経鼻内視鏡では粘稠度を下げ吸引しやすくするために 150 m*l* が推奨されている．

Helicobacter pylori 感染胃炎や自己免疫性胃炎などでみられる胃粘膜に固着した粘液は，しばしば観察の妨げとなり，胃内洗浄に難渋することが多いため，プロナーゼ®MS2万単位と重曹1gを加えて服用することで，より洗浄が容易となる．ただし，内視鏡検診においてプロナーゼ®の費用は施設負担となるため，その使用については各施設の判断に委ねられる．

❷ 鎮静薬・鎮痛薬・鎮痙薬について（経口・経鼻共通）

鎮静薬・鎮痛薬は前述のとおり，対策型検診では使用しないが，任意型検診や一般診療で実施する場合は「内視鏡診療における鎮静に関するガイドライン」[6]を遵守し，安全管理に十分な配慮が必要である．

また，鎮痙薬も決して偶発症が少ないわけではない．経鼻内視鏡は胃蠕動が誘発されにくいため鎮痙薬は不要であり，原則使用は差し控えるべきである．経口内視鏡で使用する場合は抗コリン薬（ブスコパン®など）の禁忌疾患（緑内障，重篤な心疾患，前立腺肥大）に十分注意が必要である．抗コリン薬禁忌の場合，一般診療ではグルカゴンを使用することもあるが，検診ではほとんど使われない．

なお，検査中に蠕動が観察および生検の妨げになる場合は，*l*-メントール液（ミンクリア®内用散布液0.8％）の胃内散布も有用である．

❸ 麻酔方法（経口）

咽頭麻酔

2％リドカインビスカス3〜5 ml を咽頭に約3分間含んだ後，ゆっくり飲み込んでもらい，その後に8％リドカインスプレーを5回噴霧する（1噴霧＝0.1 ml＝リドカイン8 mg）．

嘔吐反射が強い場合には8％リドカインスプレー噴霧の追加も可能であるが，リドカイン総量が200 mg を超えないよう，噴霧回数に十分注意する．

❹ 麻酔方法（経鼻）

1）挿入ルートの決定

まず左右どちらの鼻腔で挿入するかを決定する．鼻腔の広さと挿入しやすさは，鼻腔鏡などによる肉眼的観察では判断困難な場合も多い．前回の検査記録がある場合は同じルートで挿入できることが多いため参考にする．初回もしくは過去の検査ルートが不明な場合は，鼻の下に手鏡を当てて鼻息を吐いてもらい，曇りの範囲を参考にする方法がより客観的である．

2）局所血管収縮薬

挿入ルートが決定したら，次に0.05％ナファゾリン硝酸塩（プリビナ®）などの局所血管収縮薬を両鼻に噴霧する．十分な効果発現に約15分を要するため，挿入ルート変更の可能性も想定して，初めから両鼻に噴霧しておく．

噴霧は薬剤が耳管に逆流しないよう座位で行う．Jackson式噴霧器や外鼻孔を塞ぐドーム状先端付きディスポーザブル噴霧器（**図2**）などを使うと適量の噴霧が容易である．

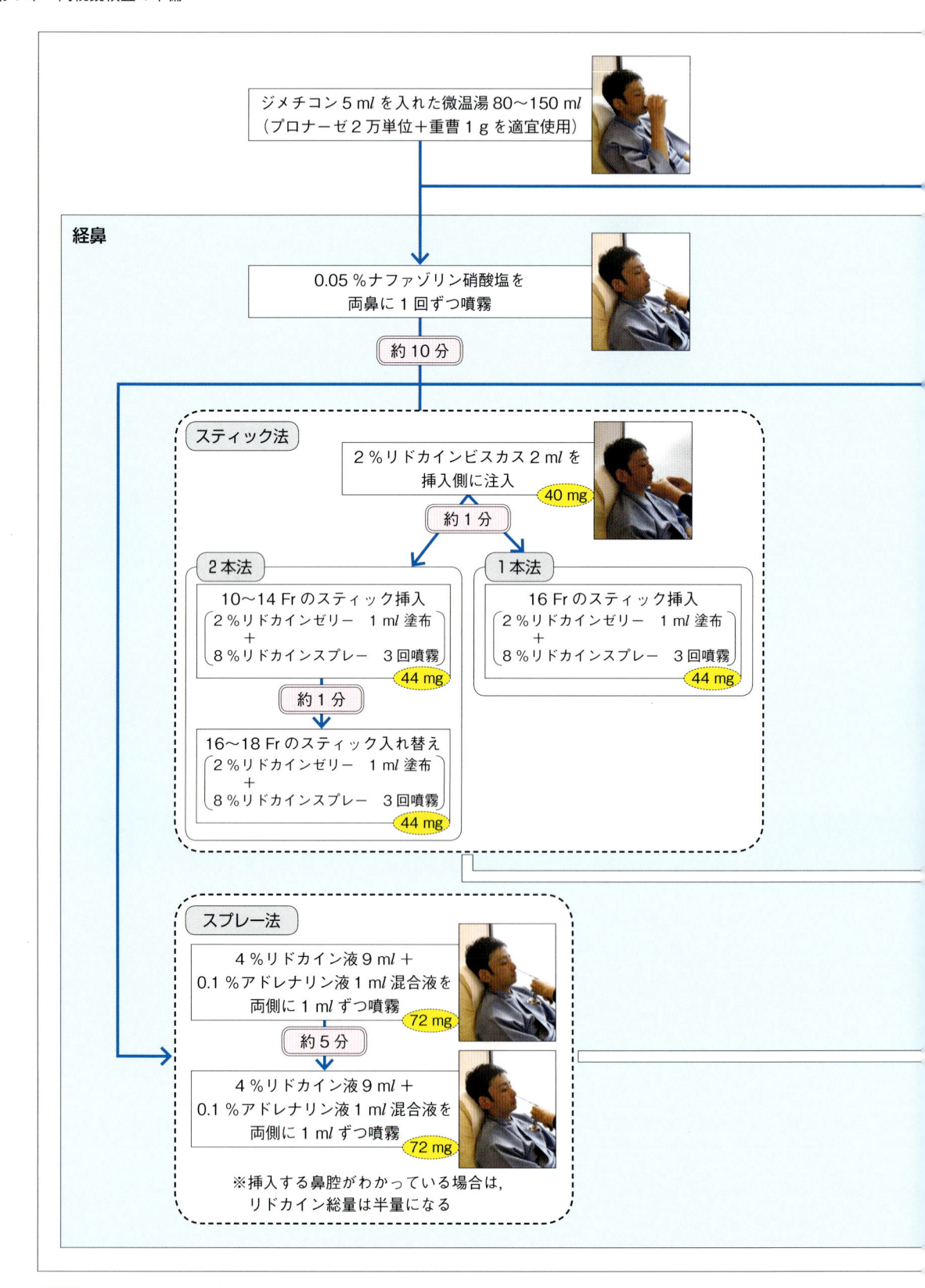

図1 経鼻内視鏡・経口内視鏡における前処置の流れ（　　　　はリドカイン量）

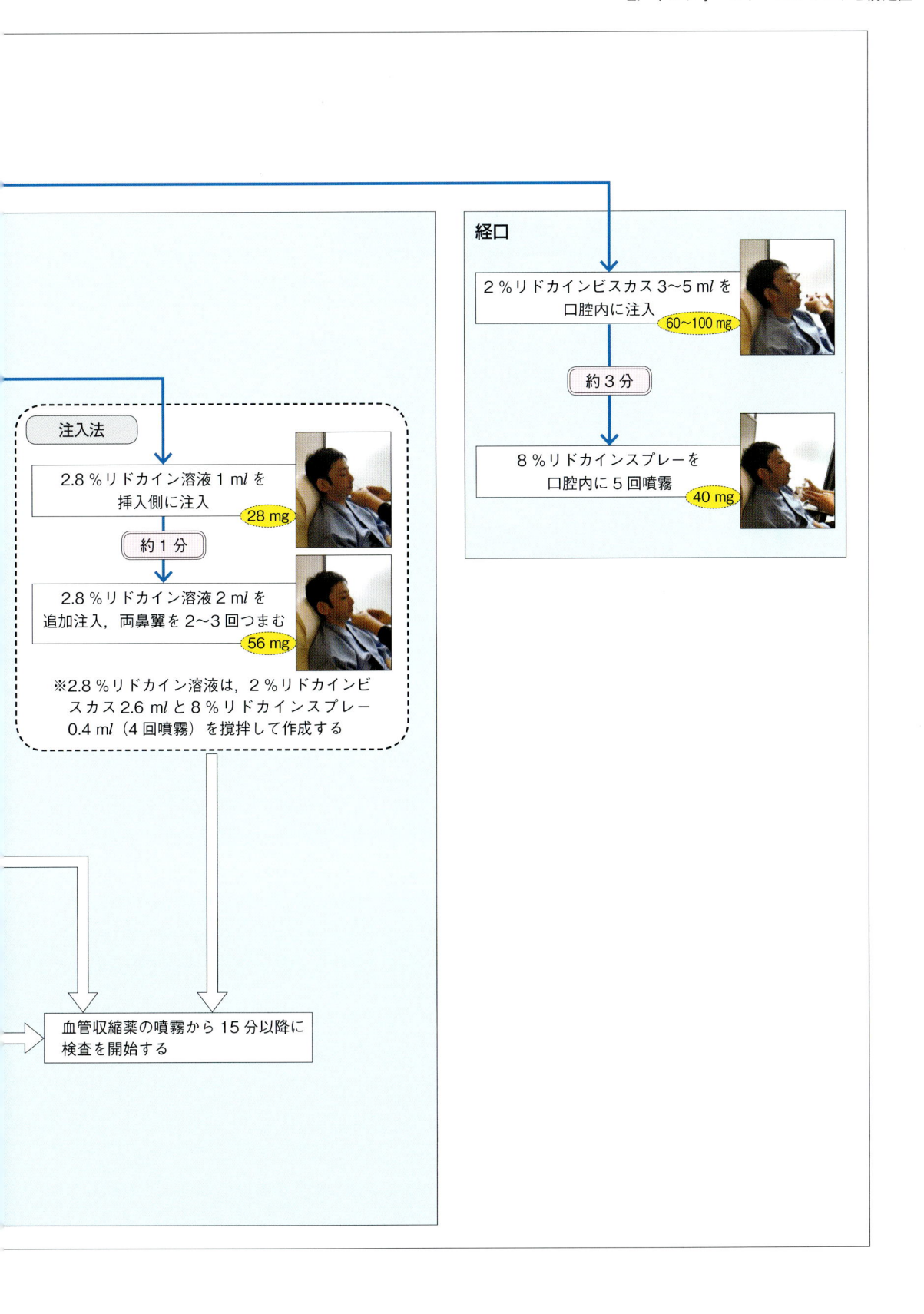

経口

2％リドカインビスカス 3〜5 ml を
口腔内に注入　60〜100 mg

約3分

8％リドカインスプレーを
口腔内に5回噴霧　40 mg

注入法

2.8％リドカイン溶液1 ml を
挿入側に注入　28 mg

約1分

2.8％リドカイン溶液2 ml を
追加注入，両鼻翼を2〜3回つまむ　56 mg

※2.8％リドカイン溶液は，2％リドカインビ
スカス2.6 ml と8％リドカインスプレー
0.4 ml（4回噴霧）を撹拌して作成する

血管収縮薬の噴霧から15分以降に
検査を開始する

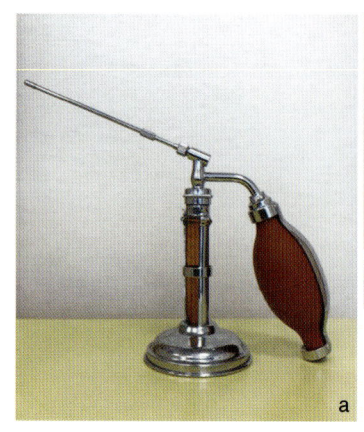
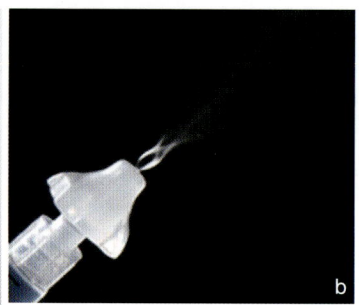
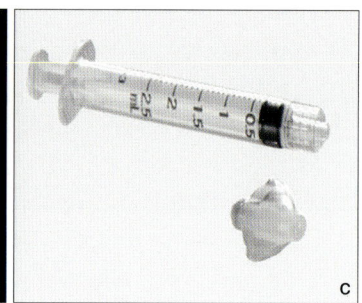

図2 鼻腔内噴霧器

a：Jackson 式噴霧器．鼻腔麻酔には直ノズルを使用する．
b，c：ディスポーザブル噴霧器．
　　　（ルネミッシュ：富士フイルムメディカル社製）

3）鼻腔麻酔

　鼻腔麻酔には大きく分けてスティック法，スプレー法，注入法があり，代表的な方法を図1に示した．スティック法とスプレー法の併用など，これらを組み合わせた方法も行われている[7]．当院においては，主に下記に示したスティック法を用いているが施設運用に応じた方法を選択してよい．いずれの方法においても，局所麻酔薬の極量（リドカインで 200 mg）を超えないよう十分注意する．

a．スティック法

　決定した挿入ルートから 2 ％リドカインビスカス（計 4 ml 以下）を注入した後，スティック（2 ％リドカインゼリーまたはビスカスを塗布し，8 ％リドカインスプレーを噴霧したもの）を挿入する方法で，もっとも確実な麻酔効果が得られる．

　1 本法と 2 本法があるが，麻酔効果や受容性，簡便性，処理能力の面で優劣つけ難く，各施設の状況に応じて選択すればよい．市販されているディスポーザブルスティックは側孔の有無や太さによって数種類あり，1 本法では 16 Fr 前後，2 本法では 12〜18 Fr の中で太さの異なる 2 本を組み合わせて使用する（**図3a**）．最近では 10 Fr をガイドに 18 Fr をスライドさせることができる 2 段階構造のスティックも市販されている（**図3b**）．

　市販のスティック以外にも，適度な長さに切断したネラトンカテーテルでも代用可能だが，適用外使用であることに注意する．また鼻腔内への深挿入や嵌頓を避けるため，目印をつける，鼻腔より大きな結び目を作るなどの工夫が必要である．

　スティックは，中鼻甲介下端ルートもしくは下鼻甲介下端ルートの抵抗が少ないほうから愛護的に挿入する．スティックが挿入困難な場合でも，内視鏡観察下で挿入可能な症例もあり，スティックで強い抵抗がある場合は無理に挿入しない．

b．スプレー法

　スティック法より簡便で処理能力に長けた方法であるが，もっとも高い麻酔効

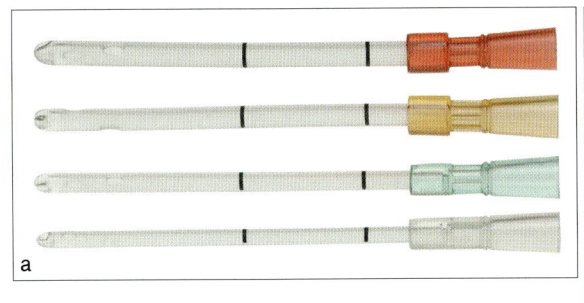
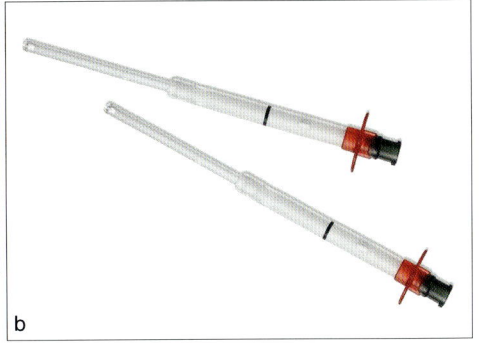

図3 市販されている経鼻的内視鏡前処置スティック
（富士フイルムメディカル社製）

a：側孔タイプ．上から 18 Fr，16 Fr，14 Fr，12 Fr．
　深挿入を防ぐため，先端から 5 cm，8 cm に黒線で目印がされている．
b：スライドタイプ．
　10 Fr チューブをガイドに 18 Fr をスライドさせることができる．

果を有する 8 ％リドカインスプレーはエタノール添加されており使用できないことや，挿入ルート深部への確実な噴霧が困難なことから，麻酔効果はスティック法より劣る．0.1 ％アドレナリン液と 4 ％リドカイン液の混合液として 2 回に分けて噴霧されることが多い．スプレー法で受容性が担保できない症例においては，適宜スティック法を併用するなど臨機応変な対応が望ましい．

c．注 入 法

　局所血管収縮薬噴霧後，2.8 ％リドカイン溶液〔2 ％リドカインビスカス 2.6 m*l* と 8 ％リドカインスプレー 0.4 m*l*（4 回噴霧）を撹拌したもの〕の鼻腔内注入のみでも効果的な麻酔が可能であるとの報告がある[8]．

4）咽頭麻酔

　経鼻挿入の場合，鼻腔に注入されたリドカインビスカスまたはゼリーが咽頭に流入するため，追加の咽頭麻酔は原則不要である．ただし，咽頭反射の激しい症例ではリドカイン総量が 200 mg を超えないことに十分注意したうえで，8 ％リドカインスプレー噴霧を追加してもよい．

文 献

1）古田隆久，加藤元嗣，伊藤　透，他：消化器内視鏡関連の偶発症に関する第 6 回全国調査報告─2008 年〜2012 年までの 5 年間．Gastroenterol Endosc　2016；58：1466-1491

2）成澤林太郎：検査手順─前処置．日本消化器がん検診学会対策型検診のための胃内視鏡検診マニュアル作成委員会 編：対策型検診のための胃内視鏡検診マニュアル 2015 年度版．2015，53-55，南江堂，東京

3）坂本一眞，藤城光弘，加藤元嗣，他：抗血栓薬服用者に対する消化器内視鏡診療ガイドライン．Gastroenterol Endosc　2012；54：2073-2102

4）加藤元嗣，上堂文也，掃本誠治，他：抗血栓薬服用者に対する消化器内視鏡診療ガイドライン─直接経口抗凝固薬（DOAC）を含めた抗凝固薬に関する追補 2017．Gastroenterol Endosc　2017；59：1547-1558

5）川田和昭：人間ドックにおける経鼻内視鏡胃がん検診を円滑に行うための工夫．日消がん検診誌　2011；49：517-526

6）小原勝敏，春間　賢，入澤篤志，他：内視鏡

診療における鎮静に関するガイドライン．Gastroenterol Endosc　2013；55：3822-3847

7）河村卓二，小林正夫：4 内視鏡スクリーニング検査に必要な準備．4）前処置．日本消化器内視鏡学会 監修：上部消化管内視鏡スクリーニング検査マニュアル．2017，35-41，医学図書出版，東京

8）伊藤正祐，竹政伊知朗：経鼻内視鏡における2.8 ％リドカイン溶液鼻腔注入麻酔法の経験．Gastroenterol Endosc　2009；51：1454-1459

（吉村理江）

第2章 経口内視鏡と経鼻内視鏡の使い分け

I 経口内視鏡（通常径）と経鼻内視鏡（細径）のメリット・デメリット

経口内視鏡（通常径）と経鼻内視鏡（極細径）の使い分けを考えるうえで，それぞれを比較したうえでのメリット・デメリットを知っておくことが必要となる．さらにメリット・デメリットは医療側と患者側に分けて考える必要がある（**表1**）．

1 患者側のメリット・デメリット

まず患者サイドの経鼻内視鏡のメリットとしては，一番にあげられることは会話が可能なことである．会話が可能なことが，検査中の患者の安心感につながる．一方，経口内視鏡検査では，マウスピースをくわえ，さらに口腔内に唾液も溜まってしまい検査中は「あー，うー」などの言葉しか発せられない．また経口内視鏡検査で患者がもっとも嫌がる嘔吐反射が生じやすい．これは挿入の項にて詳細な記述があるが，スコープが舌根部に当たることにより生じることが多い．経鼻挿入では，鼻腔内から舌下部に触れずに食道に挿入されるため嘔吐反射が起こりにくい．嘔吐反射が少ないことが患者に与える精神的・肉体的な苦痛を軽減させる．経口内視鏡では検査中余裕もなく見ることがほとんど不可能であった内視鏡画像を，経鼻内視鏡では落ち着いて見ることができるので，患者の満足度も高い．

一方，経鼻内視鏡のデメリットとしては，鼻腔の違和感はほぼ必発である．時に痛みを訴えることもある．さらに鼻出血することがある．鼻出血に関しては，「内

表1 経鼻内視鏡のメリットとデメリット

メリット		デメリット	
患者側	医師側	患者側	医師側
• 会話可能 • 苦しくない • 画像が見られる	• 身体負担少ない • リカバリールーム不要 • （胃瘻造設） • （イレウス管挿入）	• 鼻の違和感 • （鼻出血）	• 前処置面倒 • 鼻腔内通過煩雑 • 水切れ悪い • 解像度が劣る？ • 検査時間長い？ • 生検操作？

視鏡に伴う偶発症と対策」の項目で取り上げるのでここでは割愛する.

　以上より，患者側からみた場合，経口内視鏡に比べメリットが多く，患者が経鼻を希望するわけである.胃の検査をこれまでも受けたかったが，苦しくて敬遠していた受診者に対して，受け入れやすい内視鏡検査として経鼻内視鏡を好んで選択する傾向にある.しかしながら決して経鼻内視鏡がまったく違和感もなく楽なわけではない.胃の症状がある，あるいは現在行われている内視鏡検診など無症状の方の胃の定期検査法として，今後さらに普及すると思われる.

❷ 医療側のメリット・デメリット

　医療側からみた場合，経鼻内視鏡のもっともよいメリットは，**図1**に示すように検査中，心・肺機能に与える負担が少ないことであろう[1].経口内視鏡では検査中，心拍数および収縮期血圧がともに上昇し，結果として心筋酸素消費量が増加するが，経鼻内視鏡では検査中，心拍数・収縮期血圧ともに上昇せず，心筋酸素消費量も変化しない.Sedation下経口内視鏡は確かに鎮静下のため苦痛は少ないものの，検査中の心筋酸素消費量も増加し，さらには検査中の鎮静に伴う呼吸抑制により酸素飽和度も低下すると報告[2]されている（図1）.また sedation下経口内視鏡検査では，検査後患者の呼吸・循環動態管理が必要なためリカバリーベッドが必要で，さらに点滴セット，鎮静薬およびその拮抗薬を使用するとコストが高くなる[3]（**表2**）.これと比較して経鼻内視鏡では，看護師より検査後の注

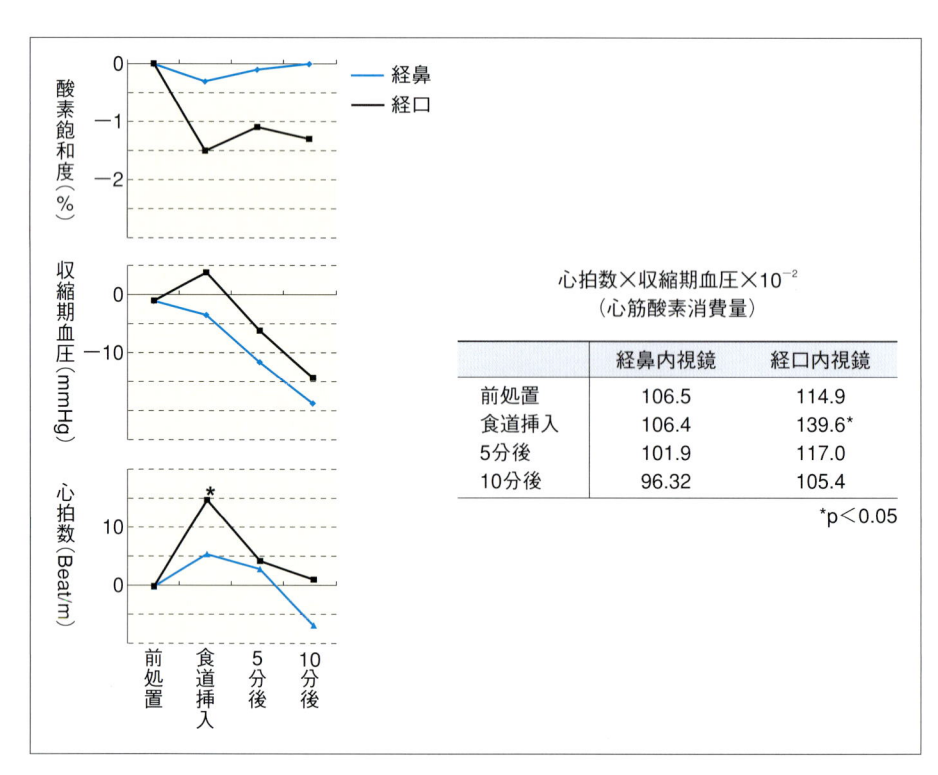

図1 経鼻内視鏡と経口内視鏡の心・肺機能に及ぼす影響

〔Kawai T, et al：Hepatogastroenterology　2007；54：770-774[1]〕

表2 細径経鼻内視鏡 vs. Sedation 経口内視鏡

	細径経鼻内視鏡	Sedation 経口内視鏡	P
満足度スコア	8.7±1.8	9.1±1.3	N.S.
次回検査も同じ方法を希望する割合	90 %	95 %	N.S.
全内視鏡検査時間	29 min	112 min	p<0.0001
内視鏡検査時間	3.5 min	5 min	N.S.
リカバリー時間	12 min	75 min	p<0.0001
費用（＄）	328±70.3	512±100.8	p<0.0001

〔Garcia RT, et al：Gastroenterology 2003；125；1606-1612[3] より作成〕

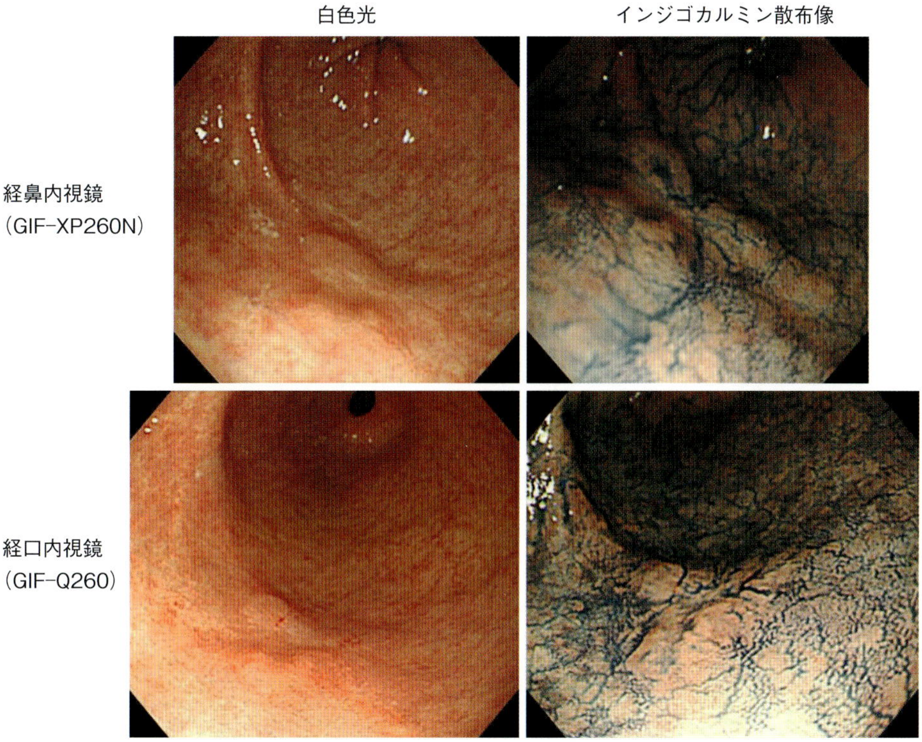

白色光　　　　　　　　インジゴカルミン散布像

経鼻内視鏡
（GIF-XP260N）

経口内視鏡
（GIF-Q260）

図2 経鼻内視鏡と経口内視鏡の内視鏡画像の比較①

意事項の説明を受ければすぐに帰れることである．また，施行医のメリットとしては，中・下咽頭および喉頭の観察が容易であることである．経口挿入では患者の嘔吐反射のため，挿入時咽頭・喉頭の観察は困難なこと多い．

　一方，医療側のデメリットとしては，① 前処置はこれまでの経口内視鏡とまったく異なる方法（「前処置」の項目にて記載されているので，詳細は割愛する）であり，新たな薬液，デバイスを用意する必要がある．② 鼻腔内通過方法（「経鼻内視鏡の挿入法および観察法」にて詳細あり）を習得するための鼻腔内の解剖を学習する必要がある．③ 旧式の経鼻スコープでは径が細いため経口に比べ解像度が劣っており[4]（図2），それに伴う画質の低下によって診断能が低下すると

白色光　　　　　　　　　　　Narrow Band Imaging

経鼻内視鏡
（GIF-H190N）

経口内視鏡
（GIF-H290Z）

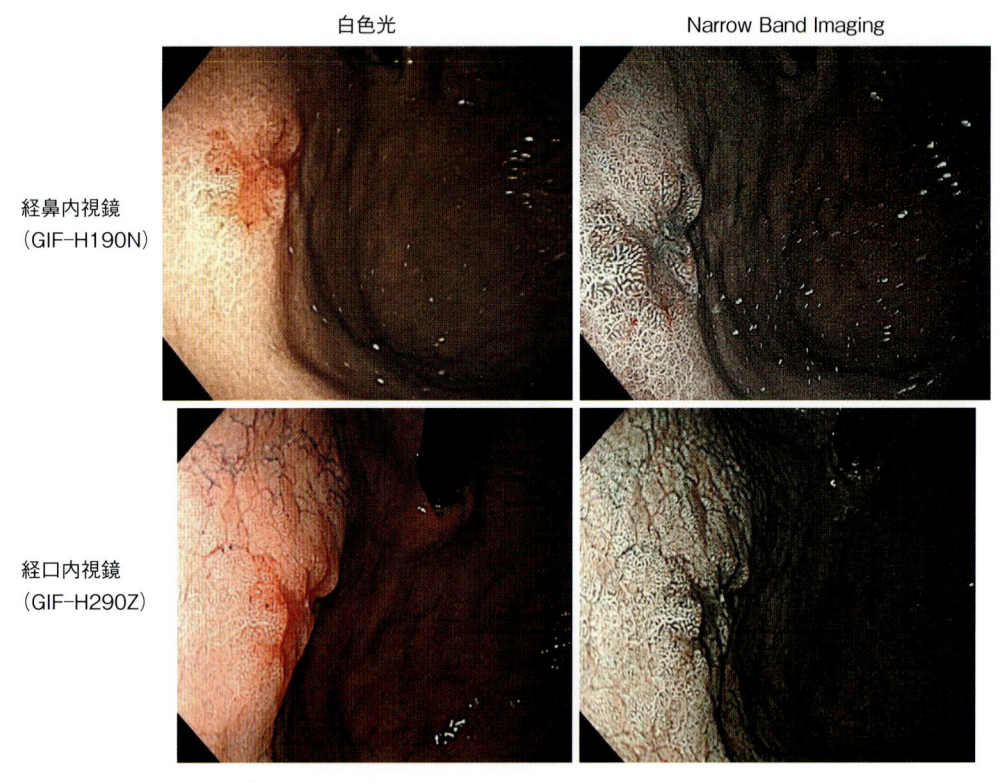

図3 経鼻内視鏡と経口内視鏡の内視鏡画像の比較②

経鼻内視鏡（極細径）　　　　　　経口内視鏡（通常径）

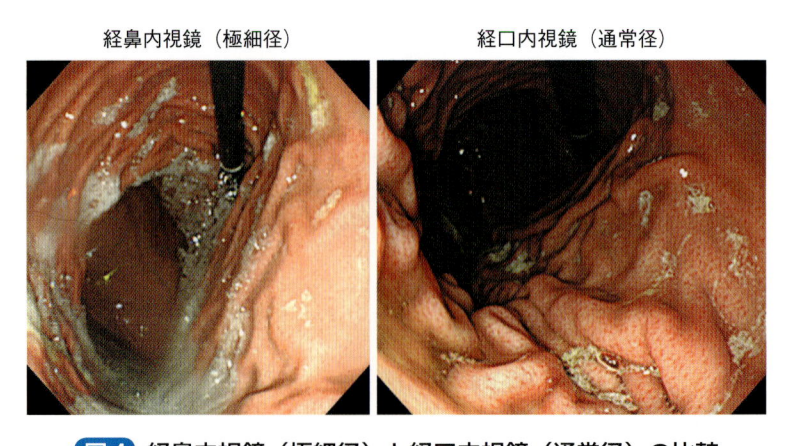

図4 経鼻内視鏡（極細径）と経口内視鏡（通常径）の比較

〔河合　隆：Gastroenterol Endosc　2008；50（7）：1622-1634〕

　いう報告もある．しかし近年ハイビジョン細径内視鏡も登場し，ほぼ同等な画像を得ることが可能となっている（**図3**）．⑤スペック機能であるレンズ面を洗う水切れ（**図4**）機能および生検鉗子操作が経口に比べ劣る（別項）．そして，⑥以上のデメリットの結果として検査時間が長くなる(長くかけなくてはならない)こと，である．また施行医側のデメリットとしては，スコープが細径であるため"コシ"がなくスコープの追従性が経口内視鏡に比べ劣る．とくに十二指腸にお

いては追従性の影響を受けやすい（詳細は挿入・観察法にて述べる）.

Ⅱ 経鼻内視鏡と経口内視鏡の適応

内視鏡検査は，スクリーニング検査，精密内視鏡検査，経過観察に分けられる.

1 スクリーニング検査

スクリーニング検査としては，経鼻内視鏡および経口内視鏡ともに当然のことながらよい適応である．経口と経鼻の違いとしては，とくに通常径の経口内視鏡検査を拒否する患者に対しては経鼻内視鏡がよい検査であろう．高齢者で胃の症状がある人が検査を受けたくても胃カメラが怖いため受けることを躊躇してしまい，結果として進行胃癌で発見されるケースは少なくない．経鼻内視鏡は患者が内視鏡検査を受ける際の一つの選択肢として期待される．**図5**は実際に経口内視鏡が怖くて，医師に胃の検査をすすめられるも拒否していた症例である．テレビで経鼻内視鏡を見てこれならできるかもと思い検査を受けたところ，体上部小弯後壁に type 2 の進行胃癌が発見された.

2 精密内視鏡検査

1）X 線検査後

健康診断などの X 線検査にて胃の異常が指摘され要内視鏡検査とされた患者には，通常径経口内視鏡と同様に経鼻内視鏡が適応となる．**図6**は実際にバリウム造影検査にて初めて胃の異常を指摘され，内視鏡検査が必要といわれた．しかし経口内視鏡は苦しいとの評判にて経鼻内視鏡を希望されて当院を受診された．経鼻内視鏡にてバリウム造影検査にて指摘された部位に一致して 0-Ⅱa の早期胃癌が発見された（**図7**）.

2）内視鏡再検や生検後

精密内視鏡検査，たとえば他院にて胃に悪性病変の疑いがあり再度内視鏡を行う場合，あるいは生検にて Group Ⅲ であったためもう一度内視鏡検査する場合

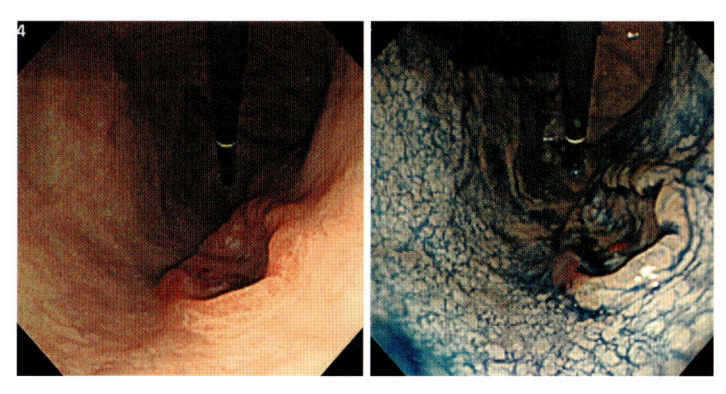

図5 **進行胃癌**（70 歳代，女性）

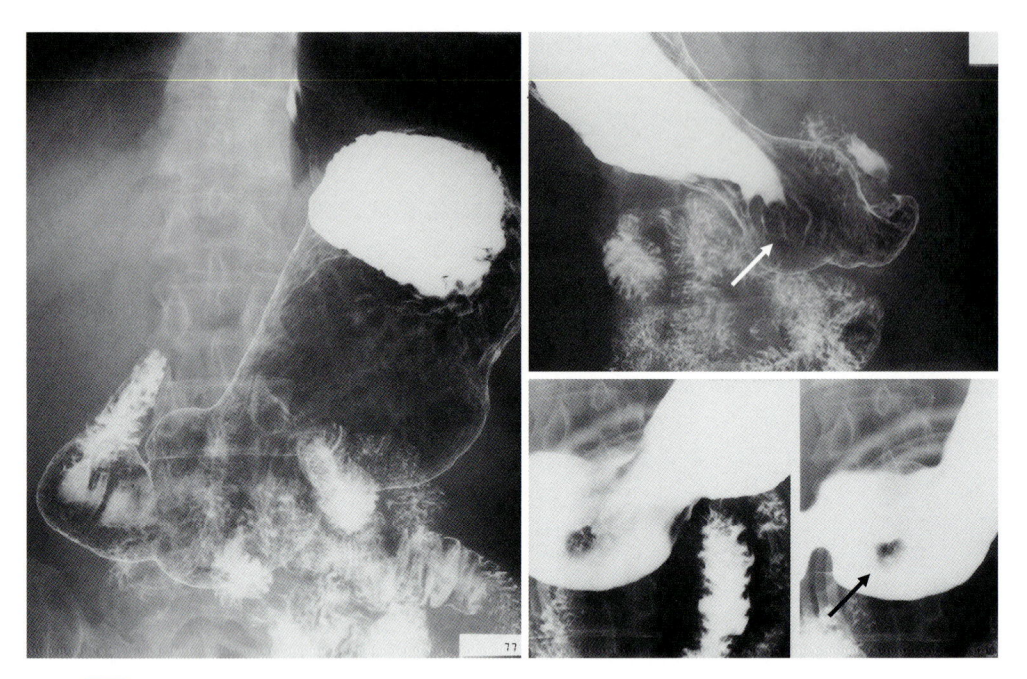

図6 症例（56歳，男性）：バリウム造影検査にて胃体下部前壁隆起性病変を指摘

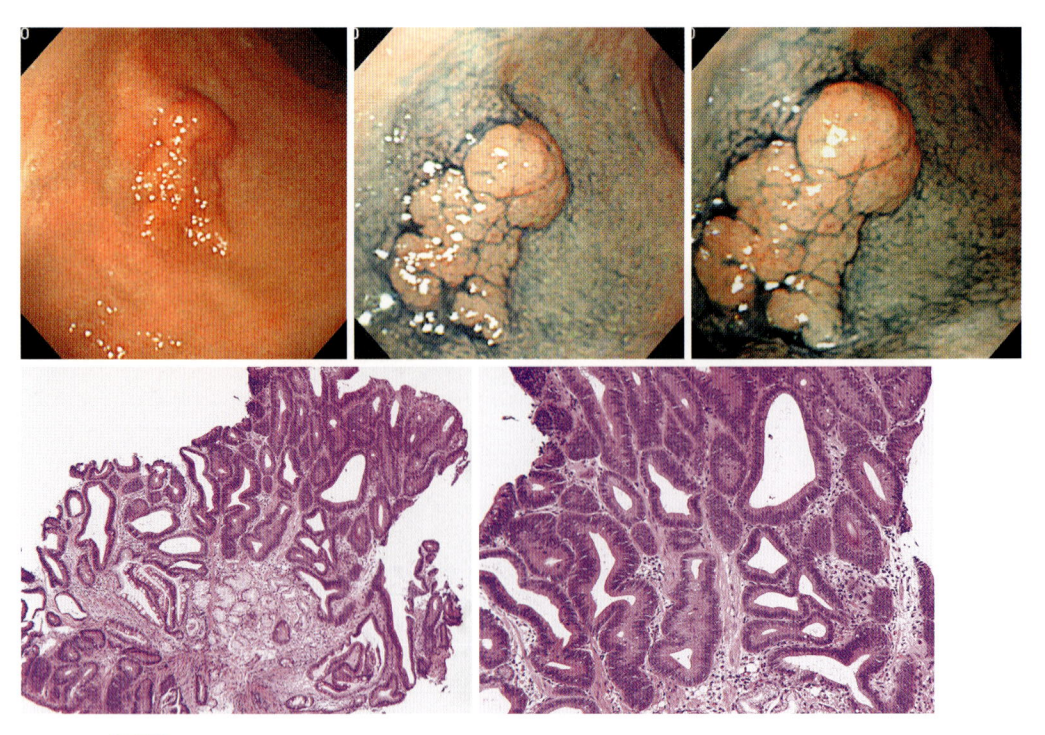

図7 経鼻内視鏡で発見された早期胃癌（0-IIa，56歳，男性，図6と同一症例）

経鼻内視鏡（GIF-XP290N）　　　経鼻内視鏡（GIF-XP290N）　　　拡大内視鏡（GIF-H290Z）

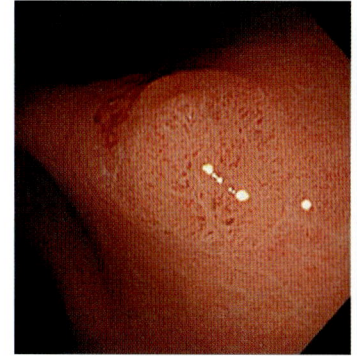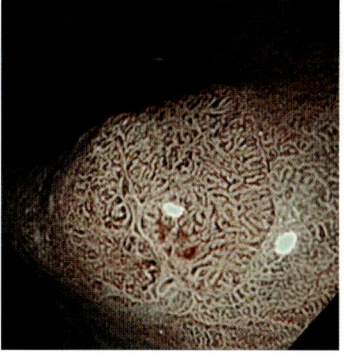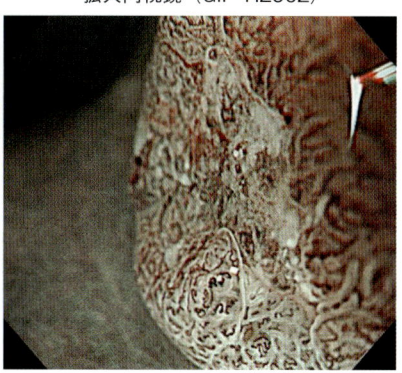

白色光　　　　　　　　　　Narrow Band Imaging　　　　　　　Narrow Band Imaging

図8 経鼻内視鏡と拡大内視鏡の観察能の違い

には，経鼻内視鏡は適応とならない．症例（**図8**）は，経鼻内視鏡にて発見された早期胃癌である．細径スコープでも GIF-XP290N では，demarcation line も確認でき病変部の粘膜構造も観察可能であるが，後日施行した拡大内視鏡では，粘膜構造ばかりでなく血管異型も視認可能であった．経鼻内視鏡でも，確かに内視鏡診断は可能であるが，病変の範囲・深達度診断が困難な症例がある．したがって精密内視鏡検査には原則細径経鼻内視鏡は用いないほうがよい．

❸ 経過観察

　経過観察の内視鏡検査においても，通常径経口内視鏡とともに経鼻内視鏡検査がすすめられる．とくに *H. pylori* を除菌した場合，症状が軽減するとともに患者は除菌により安心するため苦しい経口内視鏡は受けたがらない．しかしながら *H. pylori* 除菌しても胃癌の発生の危険は残っている．このような場合の経過観察の内視鏡検査として苦痛の少ない経鼻内視鏡はよい適応である．実際に *H. pylori* 除菌5年後に経鼻内視鏡にて体上部前壁に早期胃癌（0-IIc）を発見することができた（**図9**）．

　以上，経鼻内視鏡検査は，あくまでも患者が選ぶ選択肢（医師が選ぶ選択肢ではなく）の一つであることを考慮いただきたい．

❹ そ の 他

　現在細径経鼻内視鏡のよい適応の一つとしては，渡らが報告している腸閉塞患者における経鼻内視鏡を用いたイレウスチューブ挿入があげられる[5]．これまでX線下にて挿入し，チューブの先端が幽門輪をなかなか通過することが困難であったが，経鼻内視鏡により容易に幽門輪を通過することができる．十二指腸下行脚まで挿入し鉗子孔からガイドワイヤーを挿入し十二指腸水平脚まで先端を進めたら，ガイドワイヤーをそのままにして経鼻内視鏡を抜去し，ガイドワイヤーに沿わせてイレウスチューブを挿入する．これまでのX線下挿入では操作時間が約40分であったが，経鼻法ではわずか半分の約20分の時間で可能である．

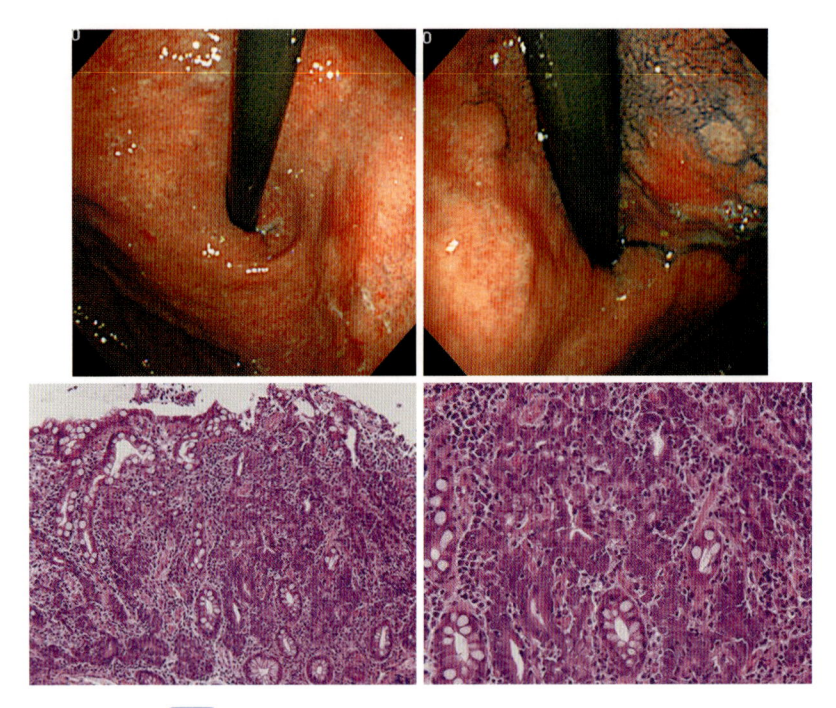

図9 早期胃癌（*H. pylori* 除菌5年後，0-Ⅱc）
〔河合　隆：消化器外科　2008；31(5)：909-912 より引用〕

　また，胃瘻の造設ならびに交換において経鼻内視鏡が多く用いられている．Yuki らはとくに寝たきりの患者において，胃瘻交換の際に経口内視鏡を使用したグループでは循環動態に影響を与えるばかりでなく，検査後の誤嚥性肺炎を2例/30例に認め，同時に測定した白血球および CRP の上昇も認めた，一方経鼻内視鏡を使用したグループではそれらの変化が認められなかったと報告しており，胃瘻造設・交換における有用性が示されている[6]．

文　献

1) Kawai T, Miyazaki I, Yagi K, et al：Comparison of the effects on cardiopulmonary function of ultrathin transnasal versus normal diameter transoral esophagogastroduodenoscopy in Japan. Hepatogastroenterology　2007；54：770-774

2) Yoshizawa T, Miwa H, Kojima T, et al：Low-dose flunitrazepam for conscious sedation for EGD：a randomized double-blind placebo-controlled study. Gastrointest Endosc　2003；58：523-530

3) Garcia RT, Cello JP, Nguyen MH, et al：Unsedated ultrathin EGD is well accepted compared with conventional sedataed：A multicenter randomized trial. Gastroenterology　2003；125：1606-1612

4) Kawai T, Yamagishi T, Moriyasu F：New Challenges in Gastrointestinal Endoscopy 2008. pp.79-86, Springer, Tokyo

5) Sato R, Watari J, Tanabe H, et al：Transnasal ultrathin endoscopy for placement of a long intestinal tube in patients with intestinal obstruction. Gastrointest Endosc　2008；67：953-957

6) Yuki M, Amano Y, Komazawa Y, et al：Unsedated transnasal small-caliber esophagogastroduodenoscopy in elderly and bedridden patients. World J Gastroenterol　2009；15：5586-5591

（河合　隆）

第3章 リスク層別化と観察法の選択

　胃癌発生のおもな要因は *Helicobacter pylori*（以下，*H. pylori*）の持続感染による胃炎である．本邦においては，以前から *H. pylori* 感染率が高く，それに伴い胃癌の罹患率も高いため，胃癌を対象としたバリウム検診が広く行われてきた．また平成 27 年度から胃癌検診において内視鏡検査も選択可能となり，今まで以上に内視鏡による胃癌の早期診断が期待されている．

　一方で，本邦の公衆衛生環境の改善に伴い *H. pylori* 感染率は急速に低下しており，最近では 35〜70 歳における感染率が 27.5 ％と報告されている[1]．さらに2013 年に *H. pylori* 感染症に対する除菌治療が保険収載され，胃癌の予防も含めた *H. pylori* 除菌が広く行われるようになった．

　このような背景から，現在の *H. pylori* 感染状況は，現感染，既感染，未感染に分けられ，それぞれ胃癌の発生リスクが異なっており，そのリスクに応じた内視鏡検査を行うことも，検診の効率化においては重要と考えられている．

　ここでは，胃癌のリスク層別化を考慮した上部内視鏡検査について解説する．

I　胃癌のリスク層別化

　胃癌のリスクファクターとして，*H. pylori* 感染，食塩過剰摂取，飲酒，喫煙，男性などが挙げられるが，ほとんどの胃癌は *H. pylori* 感染に伴う萎縮性胃炎を背景に発生するため，胃癌発生のリスクを層別化するためには，*H. pylori* 感染と胃粘膜萎縮が指標として用いられる．

　もっとも簡便な方法は血清を用いた方法であり，*H. pylori* 血清抗体（以下，HP 抗体）による *H. pylori* 感染の有無と血清ペプシノーゲン法（以下，PG 法）による胃粘膜萎縮の有無を組み合わせて，A〜D の 4 つの群に分類する胃がんリスク検診（ABC 検診）である[2]．

　HP 抗体陰性で PG 法陰性の A 群は，胃癌発生リスクがきわめて低く，この A群の胃癌ハザード比を 1.00 とすると，各群のハザード比は，B 群（HP 抗体陽性かつ PG 法陰性）7.13，C 群（HP 抗体陽性かつ PG 法陽性）14.5，D 群（HP 抗体陰性かつ PG 法陽性）61.85 であり[3]，これらの B，C，D 群に対しては定期的な内視鏡検査が推奨されている．この血清抗体を用いた ABC 検診は，簡便で対象者が多い検診におけるリスク層別化を行う検査として有用であるが，一方で課

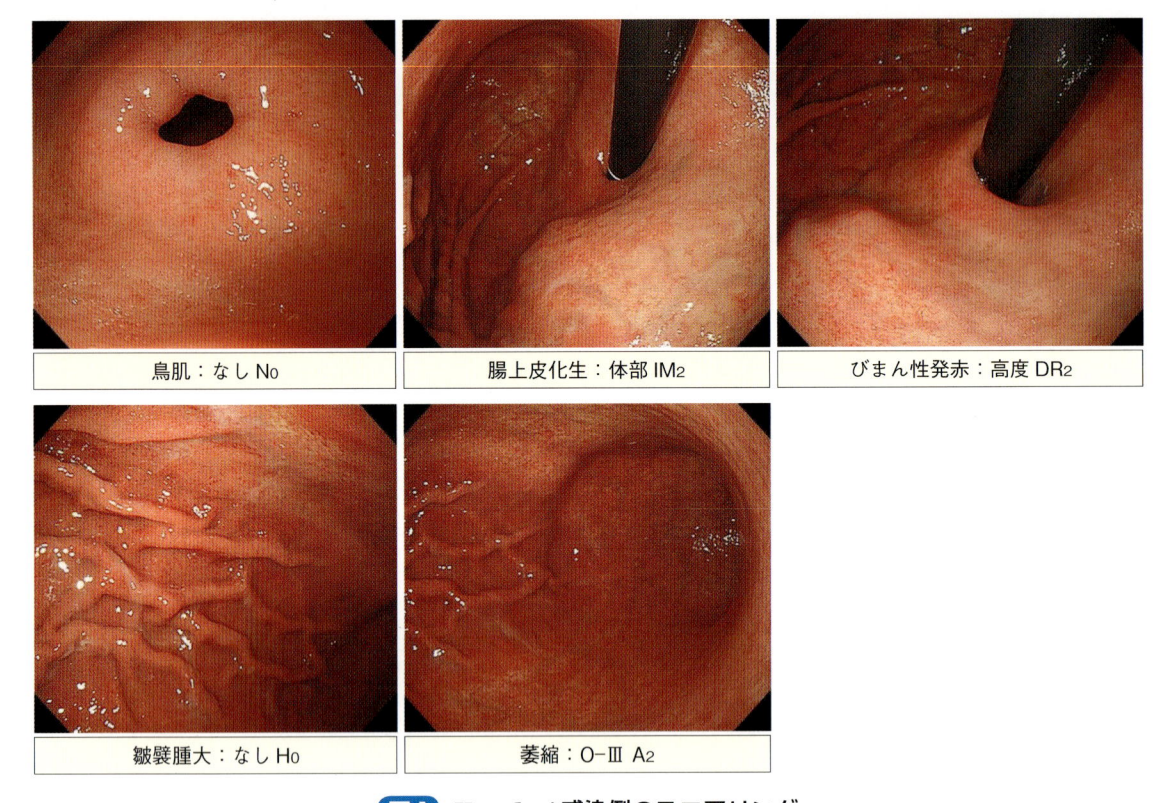

鳥肌：なし N0	腸上皮化生：体部 IM2	びまん性発赤：高度 DR2
皺襞腫大：なし H0	萎縮：O-Ⅲ A2	

図1 *H. pylori* 感染例のスコアリング
スコアリング6点：Active gastritis（O-Ⅲ）　A2 IM2 H0 N0 DR2(6)

題も挙げられている.

　ABC検診ではHP抗体，PG法にそれぞれのcut off値が設定されているが，HP抗体，PG法ともに陰性でA群と判定されたなかに，一定数の *H. pylori* 現感染例や，*H. pylori* 除菌例が含まれることや，ABC検診の理論は萎縮性胃炎を背景とする分化型癌の発癌を主体としており，高度な萎縮性胃炎を伴わずに発癌に至る未分化型胃癌が，比較的低リスクのB群に含まれることなどが課題とされている[4].

　また実臨床においてはD群（HP抗体陰性かつPG法陽性）と判定されて内視鏡を施行し，実際には *H. pylori* 未感染胃であった症例も経験され，これはPG法のcut off値により萎縮なしが萎縮ありと判定されたことによる.このようにABC検診のcut off値の関係で，判定された群と内視鏡所見が乖離する症例も時に認められる.

　2014年度版の胃がん検診ガイドライン[参考URL 1] では，内視鏡検診も従来のX線検査と同様に死亡率減少効果を示す対策型検診法として，50歳以上で2年に1回の内視鏡検診が推奨されている.このためABC検診に代表される血清抗体によるリスク層別化だけでなく，実際の内視鏡所見に基づいたリスク層別化が不可欠である.

　このような状況で，2014年に「胃炎の京都分類」が提唱され，本邦における

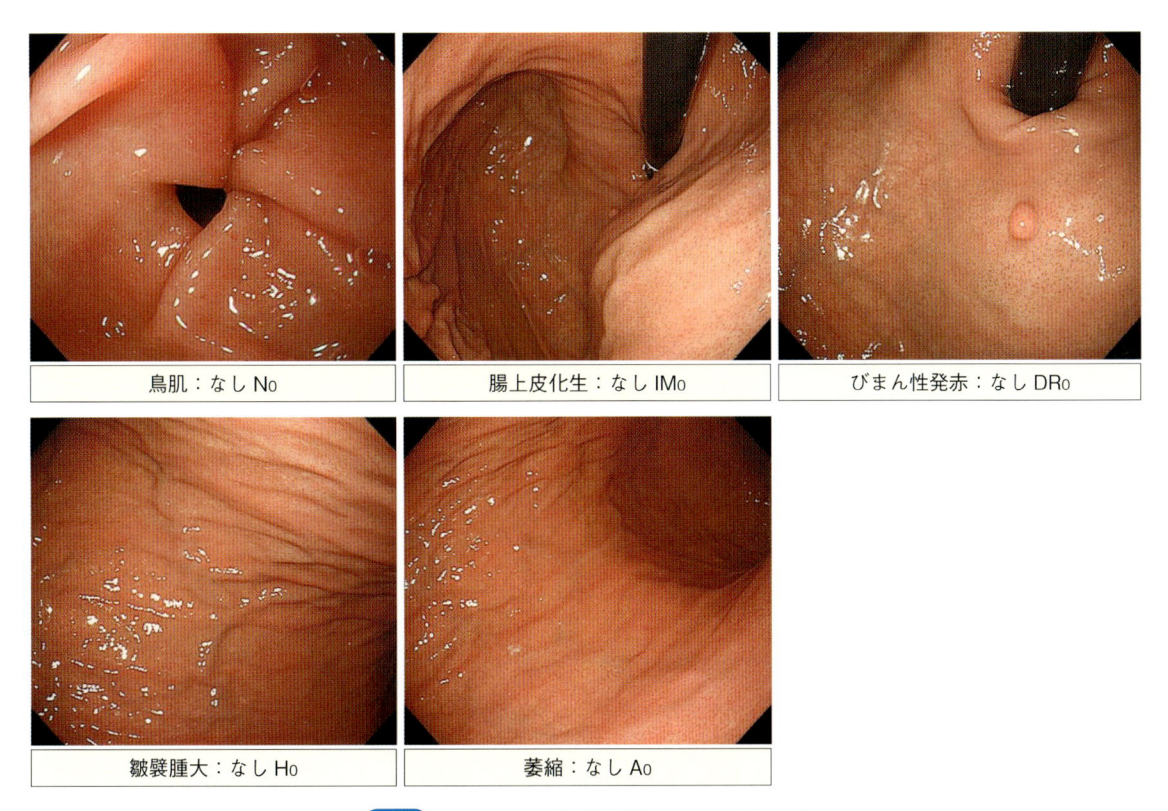

| 鳥肌：なし N0 | 腸上皮化生：なし IM0 | びまん性発赤：なし DR0 |

| 皺襞腫大：なし H0 | 萎縮：なし A0 |

図2 *H. pylori* 未感染例のスコアリング

スコアリング 0 点：Non-gastritis　A0 IM0 H0 N0 DR0(0)

標準的な内視鏡診断学を用いて，*H. pylori* 感染状況を診断し，さらに胃癌のリスクとなる胃炎をスコア化することを目的として作成された[5]．

京都分類では *H. pylori* 感染状況を内視鏡所見から判定するために，*H. pylori* の現感染，未感染，除菌後でみられる内視鏡所見がそれぞれ定義とともに解説されている．また胃癌に関連する内視鏡所見として，木村-竹本分類[6] による萎縮範囲の評価，腸上皮化生の拡がり，皺襞腫大，鳥肌，びまん性発赤を評価して，胃癌リスクのスコアリングによる層別化が試みられている（図1，2）．

これらのリスク所見は，萎縮，腸上皮化生は分化型胃癌に，皺襞腫大，鳥肌は未分化型胃癌に関連する所見とされている．

Ⅱ　胃癌のリスク層別化を考慮した内視鏡観察法

胃癌の早期診断を目的とした内視鏡検査において，全例において胃内全域をくまなく観察することは原則であるが，前述の ABC 検診や「胃炎の京都分類」でのスコアリングにみられるように個別の状況で胃癌のリスクは異なるため，そのリスクを考慮した内視鏡観察を行うことは，効率的な内視鏡検査を行ううえで重要である．

表 *H. pylori* 感染状況別の特徴的な内視鏡所見
（「胃炎の京都分類」より抜粋）

	H. pylori 感染	*H. pylori* 未感染	*H. pylori* 除菌後
特徴的所見	・びまん性発赤 ・粘膜腫脹 ・皺襞腫大・蛇行 ・白濁粘液	・前庭部から胃角部のRAC	・地図状発赤

① *H. pylori* 感染状況別の内視鏡所見

「胃炎の京都分類」における *H. pylori* 感染状況別の内視鏡所見のうち，いくつかは複数の *H. pylori* 感染状況において認められるが，一方，それぞれの感染状況に特徴的に認める所見もあり，まずはこれらの内視鏡所見を確認して，*H. pylori* 感染状況を診断することで，その後の効率的な内視鏡観察が可能となる（**表**）．

H. pylori 感染に特徴的な所見は，胃粘膜全体に認めるびまん性発赤，粘膜腫脹，胃体部に認める皺襞腫大・蛇行，白濁粘液である．胃内の観察開始時にこれらの所見を認めた場合は，*H. pylori* 感染を考慮して検査を進める．

H. pylori 未感染に特徴的な所見は，胃体部下部小弯から胃角部小弯にかけてのregular arrangement of collecting venules（RAC）である．前庭部小弯にもRACを認める場合には，より未感染の可能性が高くなる．

また *H. pylori* 感染と未感染の判定には，それぞれに特徴的な所見を認めないことも重要である．すなわち *H. pylori* 感染では前庭部から胃角部にかけてのRACを認めないこと，*H. pylori* 未感染ではびまん性発赤，粘膜腫脹，皺襞腫大・蛇行，白濁粘液を認めないことも重要な所見である．

H. pylori 除菌後の所見は，感染，未感染の所見が混在するが，もっとも特徴的な所見は地図状発赤である．これは除菌後の胃内環境の変化により，腸上皮化生の領域が顕在化したものと考えられている．除菌後において10〜25％の症例に出現するのみであるが，これを認めた場合には除菌後と判定でき，また地図状発赤を有する症例は，有さない症例と比較して有意に胃癌 ESD 後の異時性胃癌が多く[7]注意が必要である．また除菌後の胃粘膜には *H. pylori* 感染に特徴的な所見を認めないことも鑑別の一助である．

② 「見下ろし法」と「引き抜き法」

次に具体的な観察法であるが，通常の上部消化管内視鏡検査は，食道を観察した後に胃と十二指腸の観察を行うが，この観察法は大きく「見下ろし法」[8]と「引き抜き法」[9]に分けられる．

前者は，胃内の観察を胃上部から順行性に行い，前庭部まで観察した後に十二指腸を観察し，最後に反転で胃内を観察する方法で，後者は，胃内の観察を胃角部，前庭部から観察し，十二指腸を観察した後に反転操作をおもに胃内を観察す

る方法である．胃内視鏡検診マニュアル[4]には胃内の観察法として，A法（噴門から順行性に幽門輪に達し，ターンで噴門に戻る）とB法（胃内に入って幽門輪に進み，ターン観察で噴門に戻り，ターンを解除して観察する）が記載されており，おおまかにA法は「見下ろし法」で，B法は「引き抜き法」に相当する．「見下ろし法」の長所は十二指腸観察の前に胃内を見下ろしで観察するため，十二指腸観察時にできる胃内の物理的な損傷を避けて，胃内の観察ができることである．「引き抜き法」の長所は，空気量が少ないうちに十二指腸を観察するので，十二指腸観察時に伴う苦痛を少なくできることである．

　それぞれの観察法に利点があるため，内視鏡医が慣れた方法で行うことでよいが，もしも H. pylori 感染例や除菌後例，早期胃癌内視鏡切除後例など胃癌のリスクが高い症例であれば，胃の観察に重点を置き，十二指腸観察を最後に行うことや，逆に H. pylori 未感染であれば，先に十二指腸を十分に観察し，その後に胃内を観察する引き抜き法で行うなど，胃癌リスクに応じて観察法を変えることも効率的な検査を行ううえで重要である．

❸ *H. pylori* 感染または除菌後と判断した場合

　内視鏡観察中に *H. pylori* 感染または除菌後と判断した場合には，木村-竹本分類での粘膜萎縮を評価する．井上らの報告によると，11年間経過を観察した胃癌発生率を，木村-竹本分類別に見ると，C-Ⅰ：0 %，C-Ⅱ，Ⅲ：2.2 %，O-Ⅰ，Ⅱ：4.4 %，O-Ⅲ：10.3 %であり，萎縮が進むにつれて，胃癌の発生率が増加した[10]．萎縮粘膜を背景とした高分化型腺癌は，萎縮境界付近から発生することが多いため，萎縮範囲を診断することは，胃癌の早期診断につながる可能性が高い．

　また *H. pylori* 感染の所見の一つである鳥肌を前庭部に認めた場合には，未分

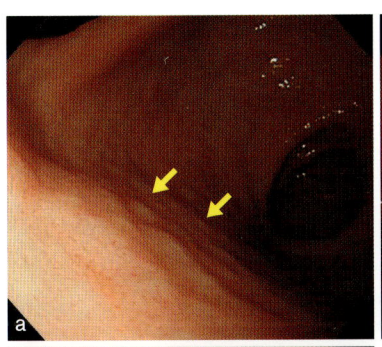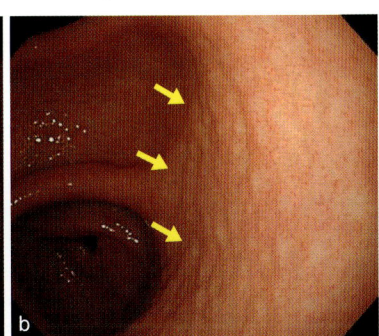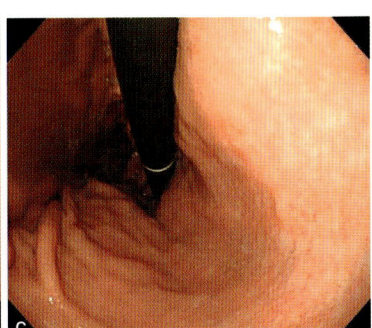
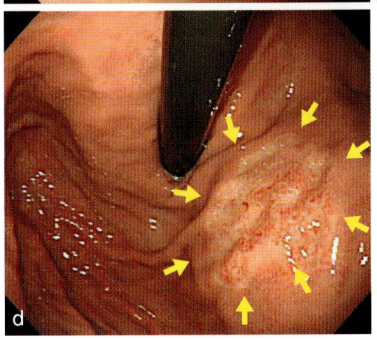

図3　鳥肌を伴う未分化型早期胃癌（印環細胞癌）
36歳女性，人間ドックで内視鏡を受けた．
a：前庭部前壁に鳥肌を認める（黄色矢印）．
b：前庭部後壁にも鳥肌を認める（黄色矢印）．
c：体部小弯．C-Ⅲの萎縮性変化を認める．
d：体上部前壁．3 cm の褪色調陥凹性病変を認め，生検で印環細胞癌であった．

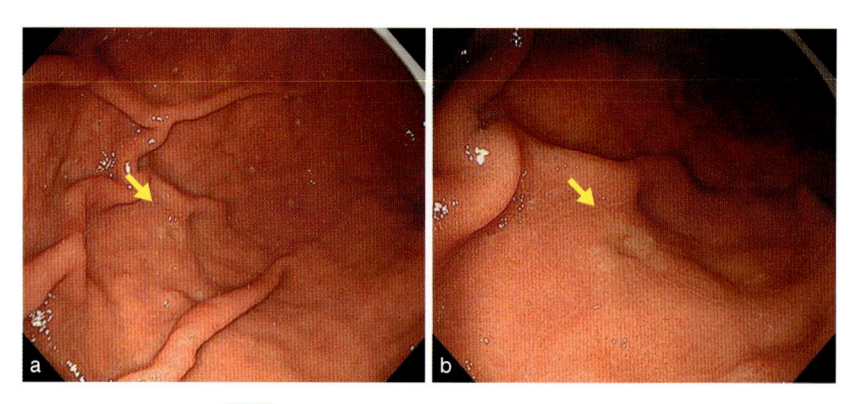

図4 *H. pylori* 未感染胃の印環細胞癌

a：50 歳代女性．*H. pylori* 未感染胃の所見であったが，大弯のひだを伸展すると
　小褪色域を認めた．
b：近接観察では，一部陥凹を認め，生検にて印環細胞癌であった．

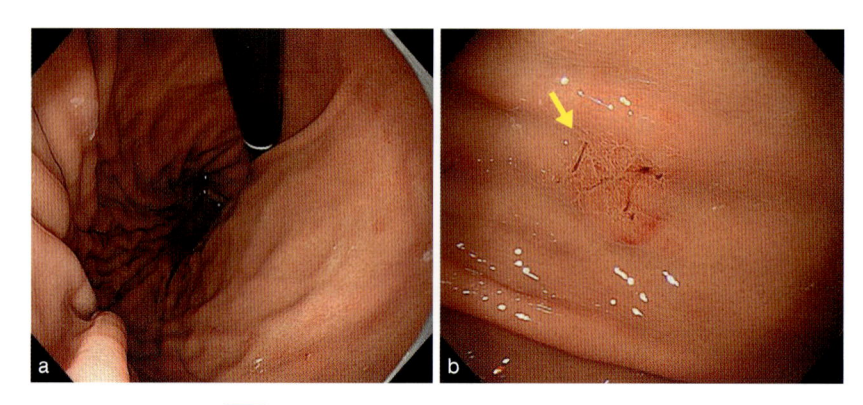

図5 *H. pylori* 未感染胃の胃底腺型胃癌

a：70 歳代女性．RAC 陽性の胃粘膜で，HP 抗体陰性，尿素呼気テスト陰性であった．
b：体中部前壁大弯に軽度発赤した 10 mm の隆起性病変を認めた．生検にて胃底腺
　型胃癌を認めた．

化型癌の発生に関連するため，胃内の詳細な観察が必須である（**図3**）．

④ *H. pylori* 未感染と判断した場合

　H. pylori 未感染胃に発生する胃癌はまれであり，本邦では全胃癌の 1 ％前後の
頻度である．*H. pylori* 未感染胃に発生する胃癌は，おもに印環細胞癌と胃底腺型
胃癌であり，前者は相対的に若年，女性，M，L 領域の大弯に存在する褪色調の
平坦な病変であり（**図4**），後者は印環細胞癌より高齢で，U，M 領域に多く，
褪色調の平坦病変や，粘膜下腫瘍様の病変もあり，約半数に表面に拡張した血管
を認める（**図5**）．

　内視鏡検査所見から，*H. pylori* 未感染胃と判断した場合でも，頻度は低いが上
記の胃癌の有無については確認を行うことが必要である．

おわりに

　胃癌のリスク層別化と，実際の内視鏡検査においてのリスク層別化をどのように判断し，内視鏡観察を行うかについて解説した．

　対策型検診として内視鏡検査が認められたことで，より効率的で見落としの少ない内視鏡検査が期待されている．ABC 検診に代表される胃癌のリスク層別化は有用な方法であるが，層別化されて内視鏡検査が行われた症例においても，さらに内視鏡所見によって胃癌リスクは異なってくる．このため内視鏡医は，実際の内視鏡所見からも個々の胃癌リスクを判定し，効率的な検査を行うことが，胃癌の早期診断には重要と考える．

文　献

1) Hirayama Y, Kawai T, Otaki J, et al：Prevalence of *Helicobacter pylori* infection with healthy subjects in Japan. J Gastroenterol Hepatol　2014；29(Suppl 4)：16-19

2) Miki K：Gastric cancer screening by combined assay for serum anti-*Helicobacter pylori* IgG antibody and serum pepsinogen levels―"ABC method". Proc Jpn Acad Ser B Phys Biol Sci 2011；87：405-414

3) Ohata H, Kitauchi S, Yoshimura N, et al：Progression of chronic atrophic gastritis associated with *Helicobacter pylori* infection increases risk of gastric cancer. Int J Cancer　2004；109：138-143

4) 日本消化器がん検診学会 編：対策型検診のための胃内視鏡検診マニュアル．2017，70-77，南江堂，東京

5) 春間　賢 監，加藤元嗣，井上和彦，他 編：胃炎の京都分類．2014，日本メディカルセンター，東京

6) Kimura K, Takemoto T：An endoscopic recognition of the atrophic border and its significance in chronic gastritis. Endoscopy　1969；1(3)：87-96

7) Moribata K, Iguchi JK, Nakachi K, et al：Endoscopic features associated with development of metachronous gastric cancer in patients who underwent endoscopic resection followed by Helicobacter pylori eradication. Dig Endosc 2016；28：434-442

8) 長南明道：「内視鏡観察のコツ」上部消化管―ルーチン撮影法―上部から下部へ順に．胃と腸　2004；39：955-959

9) 赤松泰次：「内視鏡観察のコツ」上部消化管―ルーチン撮影法―引き抜き法．胃と腸 2004；39：1058-1062

10) 井上和彦，藤澤智雄，千貫大介，他：胃癌発生の背景粘膜―人間ドックにおける内視鏡検査からの検討．胃と腸　2009；44：1367-1373

参考 URL（2018 年 3 月現在）

1) http://canscreen.ncc.go.jp/pdf/iganguide 2014_150421.pdf

（山本頼正）

第4章　挿入と観察

1.　経口内視鏡の挿入法および観察法

　経口内視鏡の前処置・咽頭麻酔・鎮静法

　　　　　良好な経口上部消化管内視鏡を行うためには前処置・咽頭麻酔などを適切に行うことが重要である．とくに苦痛なく食道へ内視鏡を挿入するためには咽頭反射を最小限に抑える準備が大切となる．

❶ 前 処 置

1）消泡剤および蛋白分解酵素溶液の内服

　　粘膜に付着する粘液や泡の除去は内視鏡観察に不可欠である．咽頭麻酔を行う前に，プロナーゼ MS® 2 万単位・重曹 1 g・ジメチコン 2 ％液 2〜4 ml を水 50〜80 ml に溶解して内服する．

2）鎮痙薬・唾液分泌抑制剤の前投薬

　　意識下鎮静法を行う施設では鎮痙薬を使用しない対応もあるが，消化管蠕動は内視鏡観察の妨げとなるため，鎮痙薬は有用である．

① 抗コリン薬：鎮痙作用と同時に唾液の抑制もできる．唾液の抑制は咽頭反射の低減にも寄与する．緑内障や前立腺肥大などの禁忌がなければブスコパン® 20 mg 筋注．

② グルカゴン：鎮痙作用はあるが，唾液の抑制はできない．効果が消失するとリバウンドでかえって蠕動が亢進することもある．褐色細胞腫では禁忌．グルカゴン G ノボ® 1 mg 筋注．

③ ミンクリア：前処置を行わず，胃内にミンクリア® 散布液 0.8 ％を散布して蠕動抑制を行うことも可能である．

❷ 咽頭麻酔

　　　　　塩酸リドカイン製剤による咽頭の表面麻酔によって咽頭反射を抑制する．塩酸

表 内視鏡観察で使用される鎮静薬

分類	薬剤（商品名）	投与量	作用時間	おもな副作用	拮抗薬
ベンゾジアゼピン	ミダゾラム（ドルミカム®）	0.02〜0.03 mg/kg	短時間	呼吸抑制，血圧低下，徐脈，脱抑制・錯乱，血管痛（ジアゼパム）	フルマゼニル
	フルニトラゼパム（ロヒプノール®，サイレース®）	0.02〜0.03 mg/kg	短時間		
	ジアゼパム（セルシン®，ホリゾン®）	5〜10 mg	やや長い		
オピオイド	塩酸ペチジン（オピスタン®，ペチジン®）	35〜50 mg	短時間	呼吸抑制，錯乱	ナロキソン
	ペンタゾシン（ソセゴン®，ペンタジン®）	15〜30 mg	短時間	呼吸抑制，悪心，嘔気，眩暈	

リドカインは 200 mg が投与量上限であり，過量投与に注意する．リドカインによるアナフィラキシーショックを防ぐために，歯科治療での麻酔歴等の確認を行う．ビスカス，スプレーがあり適宜組み合わせる．簡易で行う場合，スプレーを複数回散布するのみでも対応可能である．

- キシロカインビスカス 2 ％を 5 m*l*（100 mg）口腔の奥に含み，2 分間頸部を背屈した後，嚥下する．
- キシロカインポンプスプレー8 ％を検査直前に数回噴霧．1 回の噴霧に含まれるリドカインは 8 mg（キシロカイン 8 ％溶液 0.1 m*l* 相当）．

③ 鎮 静 法

咽頭反射が強い若い被検者では意識下鎮静法が有用である．鎮静法にはおもにミダゾラムなどのベンゾジアゼピン系薬剤と塩酸ペチジンなどのオピオイドが使用される（**表**）．オピオイドは意識レベルが低下せずに咽頭反射を抑制できるため，検査中に発声や深吸気などの指示を行うことが可能となる．とくに食道癌などの咽頭癌高危険群の観察ではオピオイドが有用である．ミダゾラムなどベンゾジアゼピン系薬剤は中等度鎮静を得ることができるが，指示に従えないため内視鏡の目的によって使い分ける必要がある．鎮静法を行う場合，呼吸抑制などのリスクがあるため必ず生体モニターによって呼吸循環動態を確認する必要がある．

④ 検査体位

被検者は検査台に左側臥位となり，頭部，頸部と軀幹を結ぶ体軸が一直線上になるように枕の高さを調節する．顎を少し前に突き出すような体位をとると，咽頭挿入時にスコープが急角度に屈曲しなくなる（**図1**）．首や肩を触りながら「首や肩の力をぬいて，口をぽかんと開けるようにしてのどを絞めないようにしてください」などと被検者にリラックスするように声をかけることは有効である．

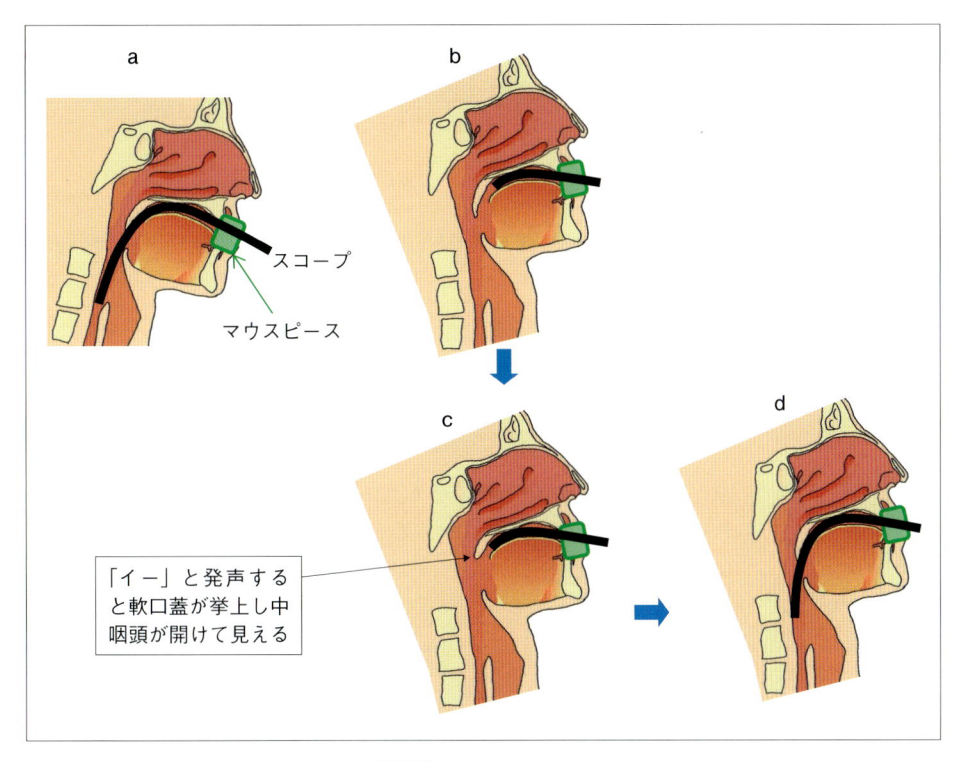

図1 検査時の姿勢

　顎を少し前に突き出すような体位をとると咽頭挿入時にスコープが急角度に屈曲せずに挿入しやすくなる.
a：顎を引いた姿勢でスコープを挿入すると咽頭後壁でスコープが急な角度で屈曲することとなる. このため，咽頭反射を生じやすくなる.
b：顎を前に突き出し，「匂いをかぐような姿勢」をとる.
c：「イー」と発声すると軟口蓋が挙上し中咽頭が開けて見えるため挿入しやすくなる.
d：顎を引いた姿勢に比べてスコープの屈曲する角度が小さくなり，咽頭後壁に対する圧迫が減少して，咽頭反射が起きにくくなる.

Ⅱ　経口内視鏡の食道挿入法と咽喉頭観察法

1　咽喉頭観察と食道挿入の関係

　経口内視鏡において，咽頭反射や咳反射を起こさずに苦痛なく口腔から食道に内視鏡を挿入することは食道・胃・十二指腸観察の前段として重要なプロセスである. このため，従来は口腔・咽頭は苦痛を与えずに通過する部位と捉えられていた. 最近，上部消化管内視鏡によって咽頭表在癌が診断されるようになり，咽喉頭も観察すべき部位と認識されるようになった. しかし，咽喉頭観察が長くなると，咽頭反射や咳反射が起きやすくなるため，咽喉頭観察と苦痛のない食道挿入法とは相反する関係となる. このため，咽喉頭観察と食道挿入のバランスをうまく保って行うことが肝要となる. 咽喉頭癌リスクの高い症例では咽喉頭観察を重視し，一方咽喉頭癌リスクが標準的であるスクリーニング検査では咽喉頭観察

を最小限とし苦痛のない食道挿入に重点を置くとよい.

② 苦痛軽減を重視した食道挿入法（咽喉頭観察は最小限）

1）食道挿入までの手順

食道挿入の手順は，① スコープを口腔内に挿入・観察→② 口蓋垂左側を通過して中咽頭に挿入→③ 中咽頭左側をゆっくり通過し，下咽頭左側に挿入→④ 左下咽頭から食道挿入，となる．左側臥位での挿入のため，スコープも重力の関係で咽頭左側を通過するのが自然である．

2）口腔から中咽頭への挿入時に苦痛を低減するコツ

口腔から中咽頭に挿入する際に 90 度近い方向変換が必要であり，その際スコープシャフトの背面によって咽頭後壁が圧迫される．咽頭後壁の圧迫が咽頭反射の原因となるため，咽頭後壁の圧迫を最小限に抑えることを目指す．とくに，軟口蓋と舌が接近し，口腔側から中咽頭がブラインドとなっていると，スコープを挿入すべき方向が見えず，容易に咽頭反射を生じさせてしまう（**図2a**）．「イー」または「エー」と発声させると，軟口蓋と舌が離れて口腔側から中咽頭がよく観察でき，挿入が容易となる（**図2b**）．その結果，中咽頭挿入時にスコープを急角度に屈曲させる必要がなくなることが多い．口腔側から中咽頭を観察できない場合は，無理な up アングルで中咽頭に挿入するのではなく，スコープ屈曲が強くならないように up アングルを控えめとして左軟口蓋から中咽頭左側**後壁**に沿うように挿入を心がける（図2a 青矢印）．

3）中咽頭から下咽頭の挿入時に苦痛を低減するコツ

スコープを挿入する前に左側臥位のままキシロカインスプレーで局所麻酔を行うと重力の関係で中下咽頭左側はより表面麻酔がかかった状態となっている．このため，中咽頭左側から下咽頭左側にゆっくりと進めると咽頭反射が出にくい．この際，スコープを無理に押し込むと咽頭後壁に圧迫がかかりやすい．左アングルとスコープの時計回転ねじりを軽く用いると自然にスコープが左側壁に沿って下咽頭に挿入されていく（**図2c〜f**）．

4）下咽頭から食道への挿入時に苦痛を低減するコツ

a．適正な方向にスコープを誘導する

下咽頭左側まで挿入したスコープを正しく食道入口部に誘導する必要がある．**図2g** は特殊なマウスピースを用いてバルサルバ法を行い，下咽頭左側から食道入口部を伸展させた内視鏡画像である．左下咽頭から入口部に向かって up アングルをかけて進むと黄色円で示す輪状後部に当たってしまう．このため，下咽頭後壁にスコープを沿わせて緑円の入口部に向かって挿入できるよう，軽い down アングルをかけるように進むと自然に食道へ挿入できる（**図2h〜j**）．食道入口部には放射状に配列する柵状血管が観察できるため，食道入口部の方向が容易に認識できる（**図2j**）．

b．嚥下動作を利用する

下咽頭後壁にスコープを沿わせて挿入しても食道入口部が閉まっているために食道挿入ができない場合は，被検者に嚥下を指示し（「大きな飴玉を飲むように

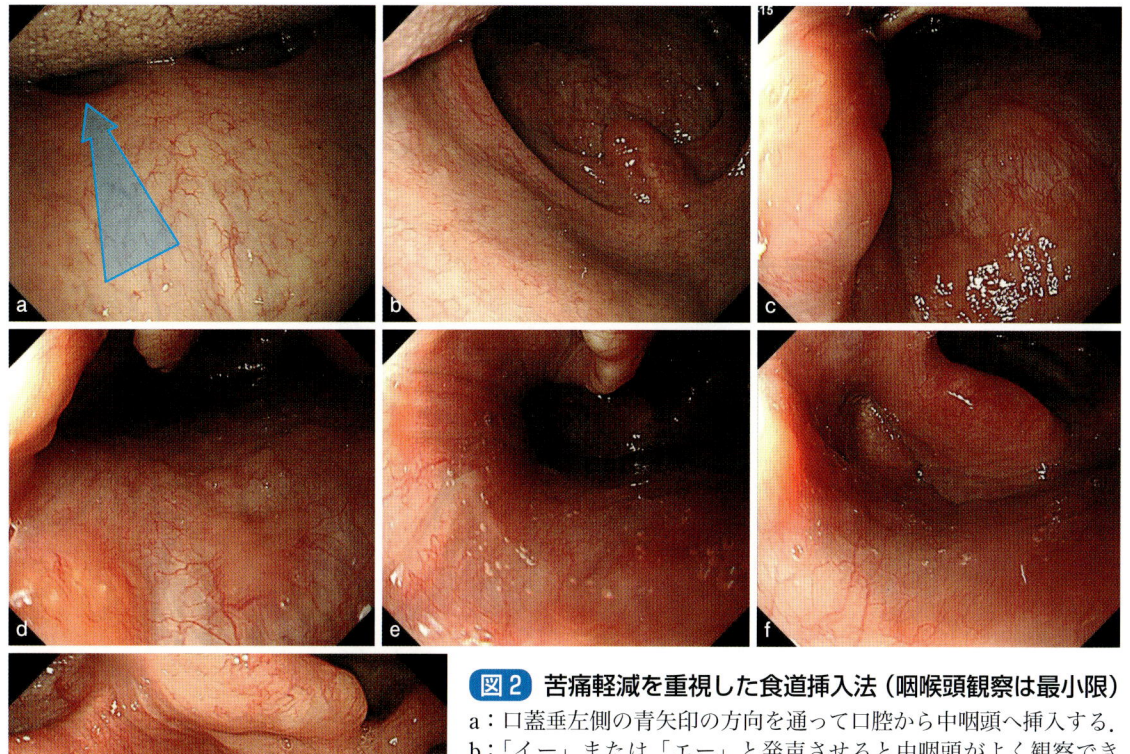

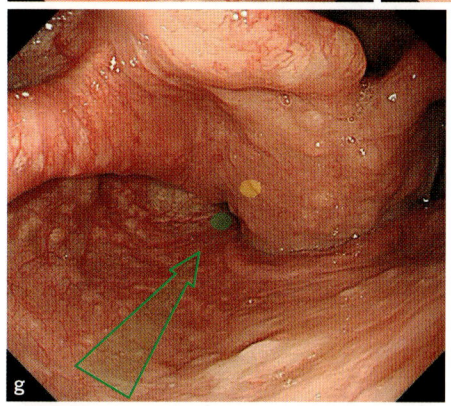

図2 苦痛軽減を重視した食道挿入法（咽喉頭観察は最小限）

a：口蓋垂左側の青矢印の方向を通って口腔から中咽頭へ挿入する．
b：「イー」または「エー」と発声させると中咽頭がよく観察できるため，挿入が容易となる．
c〜f：中咽頭左側壁から下咽頭左側壁にゆっくりと進める．

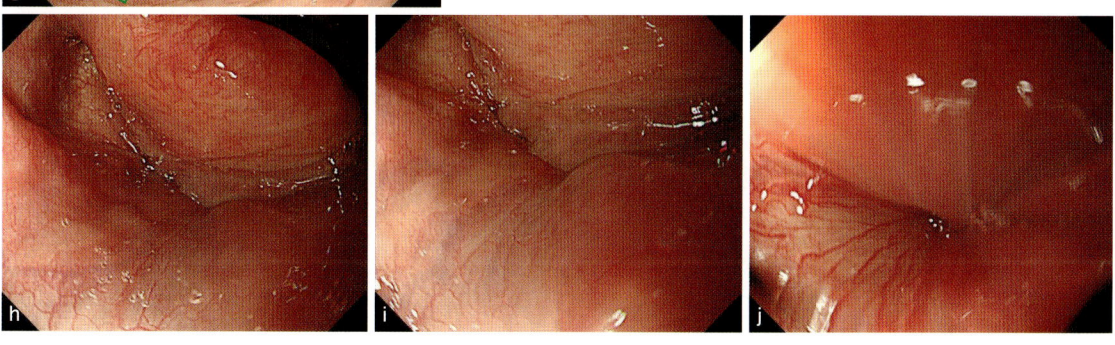

g：特殊なマウスピースを用いてバルサルバ法を行い撮影した内視鏡画像．緑円で示す食道入口部に向かってスコープを進める（緑矢印）．up アングルをかけて進むと黄色円で示す輪状後部に当たってしまうので，下咽頭後壁に沿って軽い down アングルをかけるように進む．

h〜j：実際の挿入時の画像．食道入口部には放射状に配列する柵状血管が観察できる．そのままスコープを進めても食道に挿入できない場合は，嚥下動作を促すと食道への挿入が容易となる．

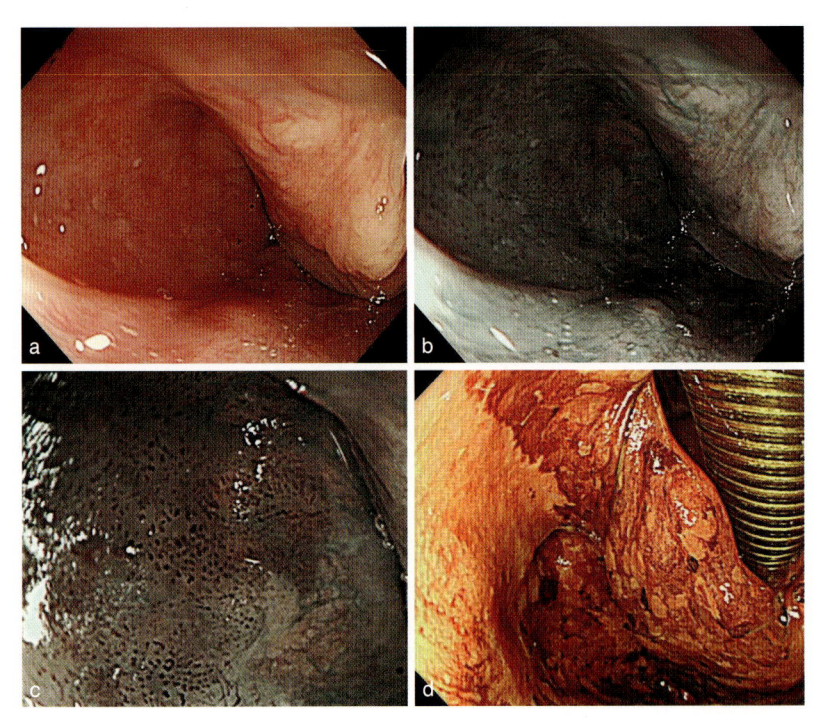

図3 左梨状陥凹の下咽頭表在癌

　左梨状陥凹の白色光観察（a）では血管透見が消失しており癌を疑う微小血管の異常も見られるが，拾い上げは容易ではない．

　NBI 非拡大観察（b）では同部に淡い brownish area があり，Near focus で観察すると type B1 血管が見られ（c），下咽頭表在癌と診断することが可能である．

　ESD 時に全身麻酔下でヨード染色すると明確なヨード不染を認める（d）．

　ゴックンとしてください」など），嚥下動作とともにスコープを食道に挿入する．

c．左下咽頭が狭い場合は右下咽頭からの挿入に切り換える

　左側臥位のため咽喉頭が左側よりに偏位し左下咽頭が狭くなる例がある．この場合には左下咽頭からの挿入にこだわらず，右下咽頭からの挿入に切り換えるとよい．

③　咽喉頭観察を重視した咽喉頭観察と食道挿入法

1）鎮静法の選択

　咽喉頭癌リスクの高い食道癌症例などでは，口腔および咽喉頭観察を重視する必要がある．この場合，塩酸ペチジンによる鎮静法を用いると発声させながら咽喉頭観察が容易となる．

2）白色光観察と NBI 観察の選択の考え方

　多施設前向き試験の結果，NBI 観察は咽頭表在癌の拾い上げ診断能が有意に高い[1]．このため，どちらか一方の観察を選ぶスクリーニング内視鏡であれば，NBI 観察によって癌を見落とさないようにするとよい．**図3**に左下咽頭表在癌例を示したが，NBI の有用性が理解できるであろう．咽喉頭癌リスクが高く詳細な観察を行う場合にはまず白色光観察を行い，引き続いて NBI 非拡大観察を行う．なお，観察部位のため提示した画像は判別しやすい白色光画像とした．

3）口腔から咽喉頭観察手順

① まず口腔では硬口蓋を全体観察する（**図4a**）．

②「イー」または「エー」と発声させて，その後両側の軟口蓋と口蓋垂（**図4b, c**），中咽頭後壁と左右側壁を観察する（**図4d〜f**）．

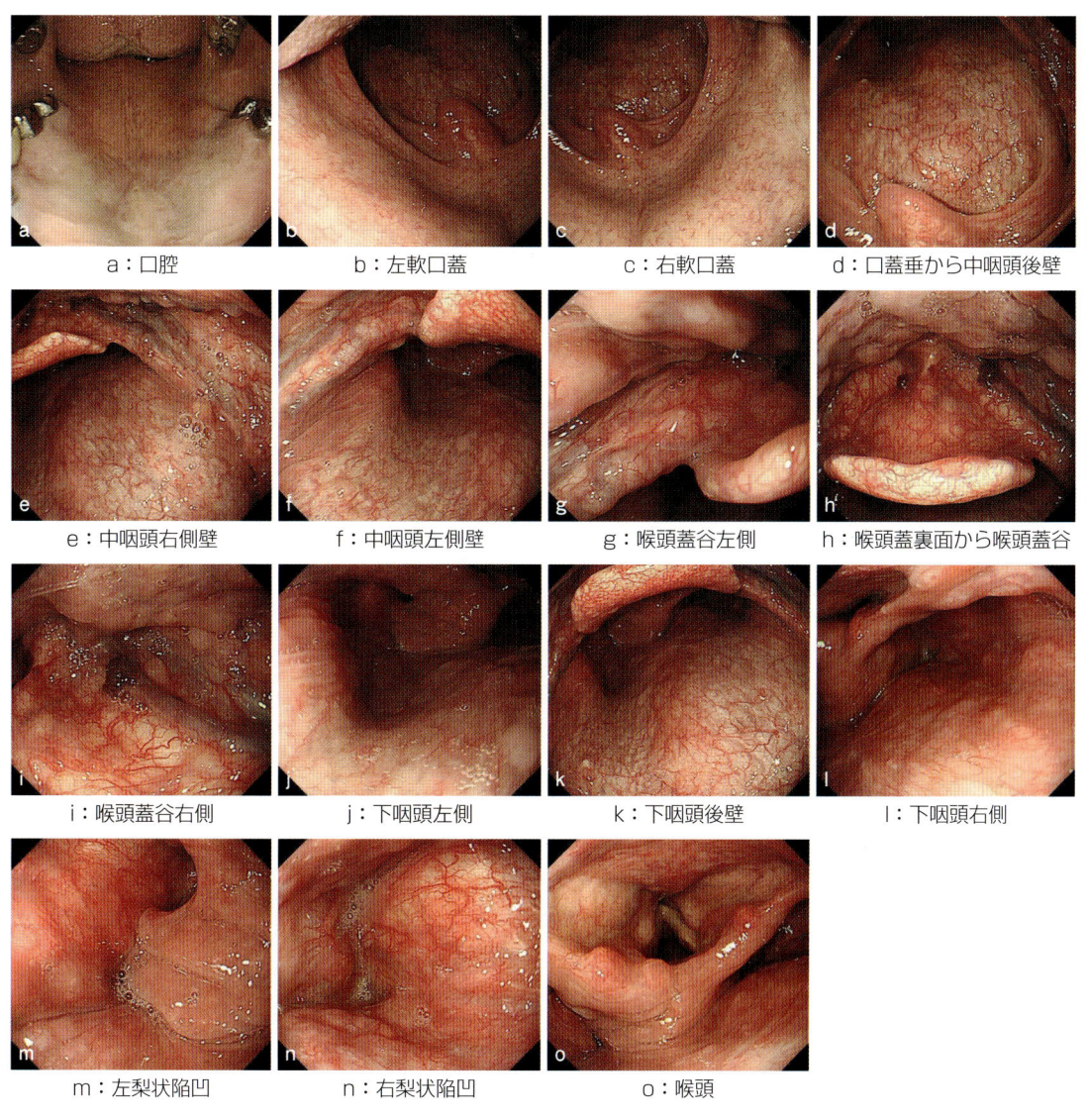

a：口腔　　　　　b：左軟口蓋　　　　c：右軟口蓋　　　d：口蓋垂から中咽頭後壁

e：中咽頭右側壁　　f：中咽頭左側壁　　g：喉頭蓋谷左側　　h：喉頭蓋裏面から喉頭蓋谷

i：喉頭蓋谷右側　　j：下咽頭左側　　k：下咽頭後壁　　l：下咽頭右側

m：左梨状陥凹　　n：右梨状陥凹　　o：喉頭

図4 咽喉頭観察部位

③喉頭蓋谷の左側と右側および喉頭蓋裏面を観察する（**図4 g～i**）.
④「イー」または「エー」と発声させて，下咽頭左側・後壁・右側および左右の梨状陥凹を観察する（**図4 j～n**）.
⑤最後に喉頭を観察する（**図4 o**）.

Ⅲ　経口内視鏡による食道観察法

● 食道観察でブラインドとなりやすい部位

　　食道は細い筒状の管腔臓器であり，内視鏡観察は比較的容易である．基本は管腔中心をスコープが通過するように操作する．食道内視鏡観察による見落としが

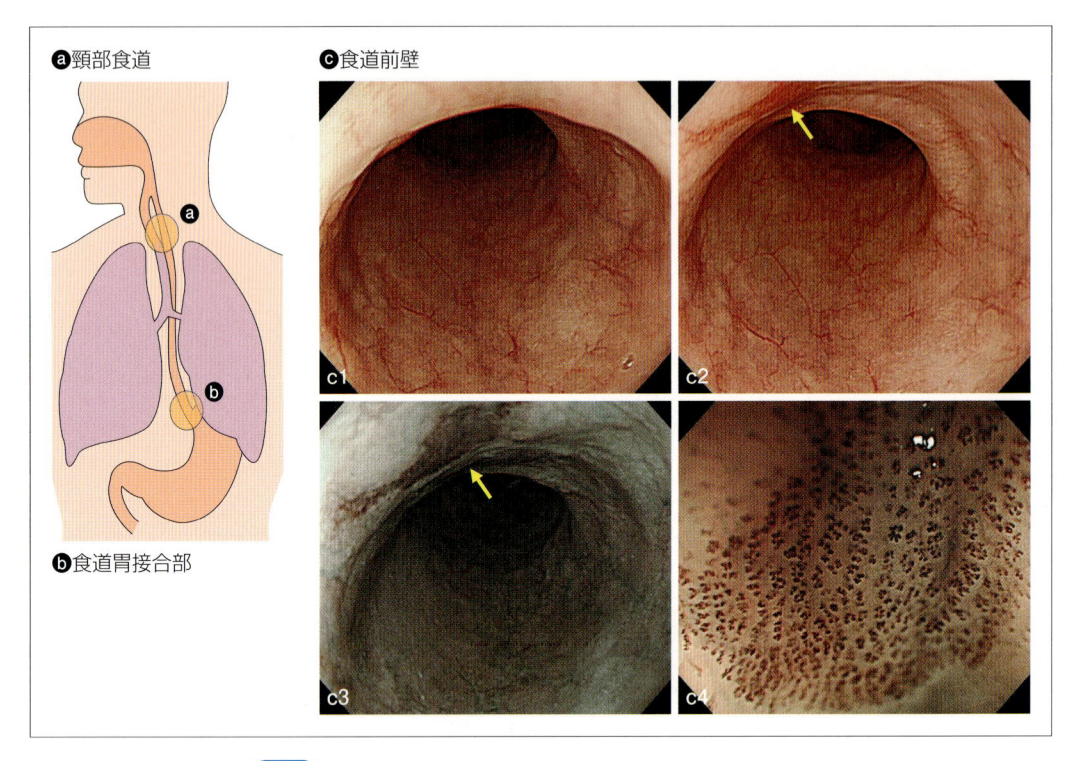

- **ⓐ頸部食道**
- **ⓒ食道前壁**
- **ⓑ食道胃接合部**

図5　食道内視鏡観察でブラインドになりやすい部位

　頸部食道（a），食道胃接合部（b），食道前壁（c）がブラインドとなりやすい．食道中心にスコープを進めると後壁は観察しやすいが，食道前壁は接線方向となる．少し up アングルをかけて前壁をなめるように観察すると発赤に気付く（c2 矢印）．NBI 非拡大観察（c3）では明瞭な brownish area となり，NBI 拡大観察（c4）では type B1 血管が見られ，食道表在癌（EP）と診断できる．

発生しやすい部位は，① 食道入口部，② 食道胃接合部，③ 食道前壁であり（**図5,6**），この点を留意して食道観察を行う．

❷ 白色光観察と NBI 観察の選択の考え方

咽頭と同様に，NBI 観察は食道表在癌の拾い上げ診断能が有意に高い[1]．このため，どちらか一方の観察を選ぶスクリーニング内視鏡であれば，条件のよい挿入時は NBI 観察，抜去時は白色光観察とするとよい．**図7** に食道表在癌例を示したが，NBI の有用性が理解できるであろう．食道癌リスクが高く詳細な観察を行う場合にはまず白色光観察を行い，引き続いて NBI 非拡大観察を行う．なお，観察部位の提示は判別しやすい白色光画像を用いた．

❸ 食道観察

下咽頭から食道に挿入すると症例によっては食道中部まで入ってしまうことがある．このような場合はいったんスコープを引いて，胸部上部食道（**図8a**）まで戻って観察を開始する．スコープを進めると左主気管支による圧排が観察できるようになる（**図8b** 矢印）．胸部中部から下部食道に進めると前壁に食道の圧迫や拍動が観察できる（**図8c** 矢印）．食道胃接合部（**図8d**）では必ず深吸気と

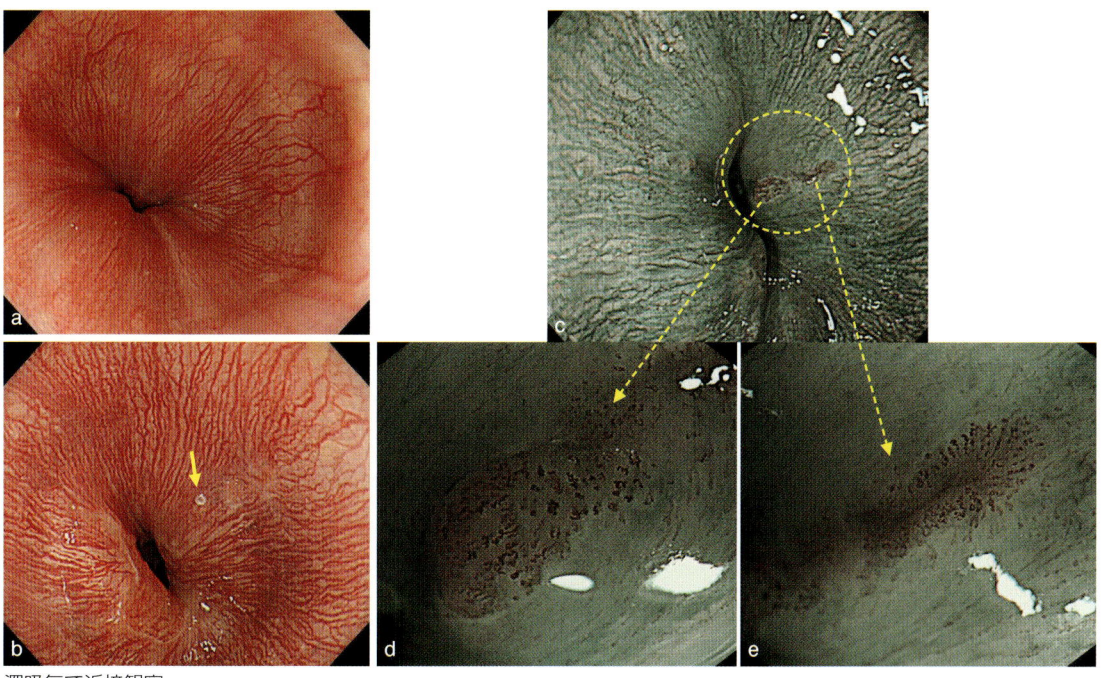

深吸気で近接観察

図6 **深吸気による観察で診断可能となる食道胃接合部の食道表在癌**

通常の呼吸状態で食道胃接合部を観察し（a），深吸気すると（b），2時方向にわずかな白い顆粒が観察できる．NBI非拡大観察すると小さな細長い brownish area が見える（c）．NBI 拡大観察では type B1 血管が観察され，食道表在癌と診断できる（d, e）．

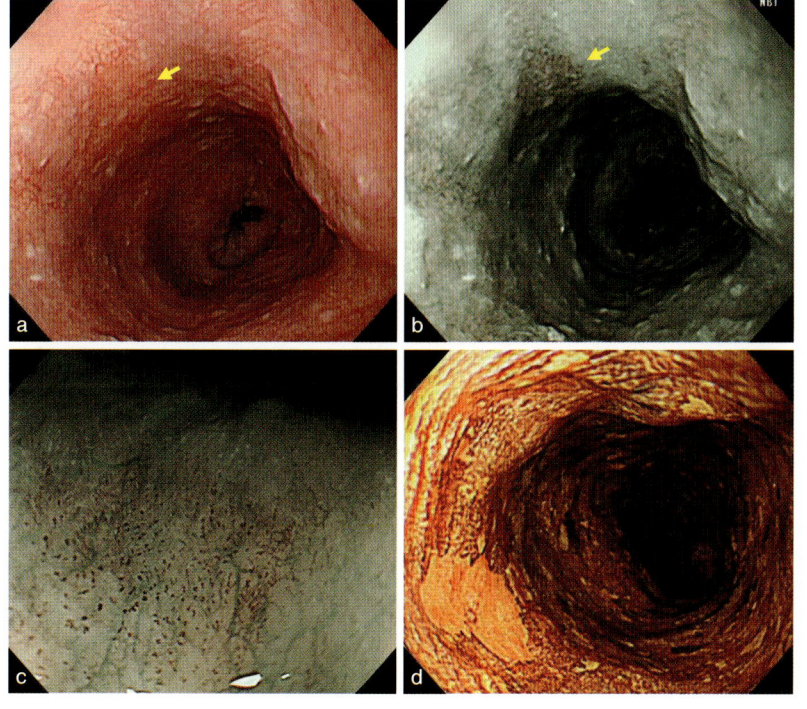

図7 **白色光観察では拾い上げるのが困難な食道表在癌**

白色光観察（a）では食道表在癌を拾い上げるのが困難であるが，NBI 非拡大観察（b）では矢印の部位に 1 cm ほどの brownish area を認める．NBI 拡大観察（c）では type B1 血管を認め，ヨード染色（d）では同部は不染となる．

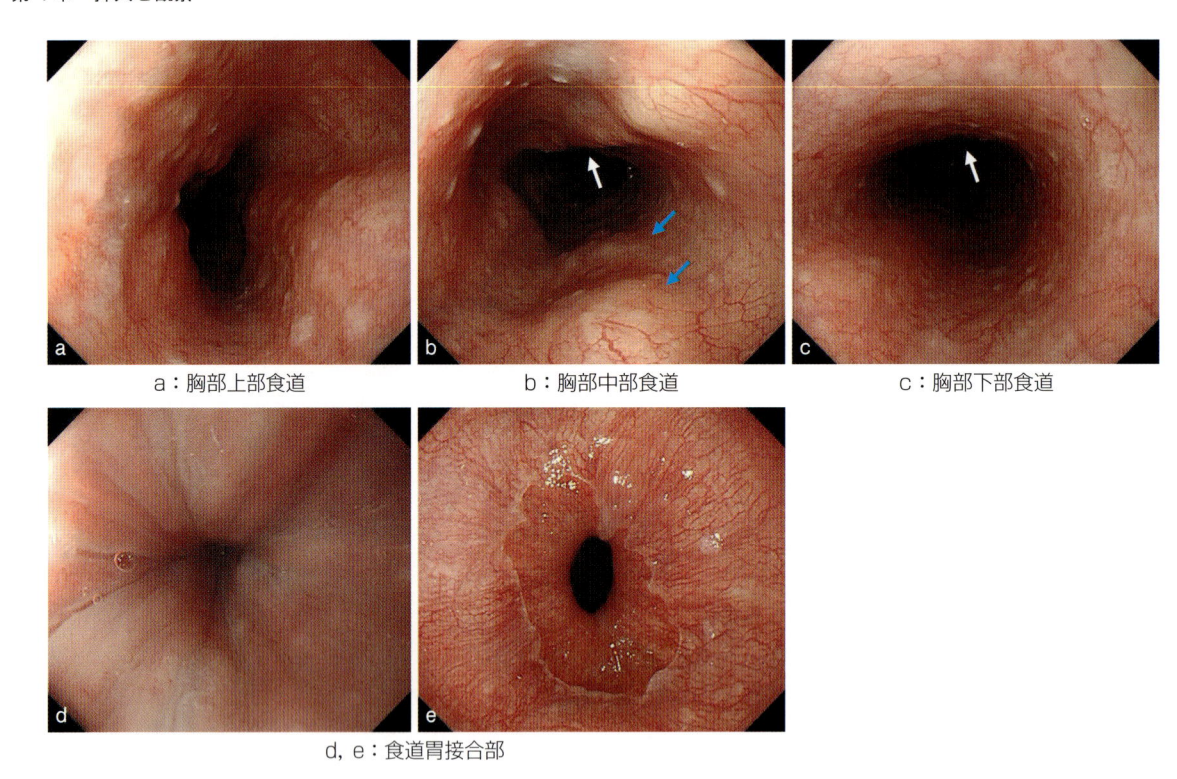

a：胸部上部食道　　　　　　　b：胸部中部食道　　　　　　　c：胸部下部食道

d, e：食道胃接合部

図8 食道内視鏡観察

a, b：白矢印の部位に左主気管支による圧排が観察できる．青矢印は椎体による圧排である．
c：胸部下部食道では前壁側に心臓の拍動圧迫がみられる．
d, e：食道胃接合部（d）では必ず深吸気とし（e），食道側から接合部が十分観察できるように注意する．

し（**図8e**），食道側から接合部が十分観察できるように注意し，病変の見逃しに注意する（図5）．

Ⅳ　経口内視鏡による胃・十二指腸観察法

❶　見落としを減らす方策

前向き臨床試験の結果から，内視鏡専門医であっても通常白色光内視鏡では早期胃癌の約20〜40％を見落とすことが判明している[2),3)]．見落としの原因は三つに大別できる．①内視鏡観察していない部位（ブラインド）が生じていること（内視鏡観察法の誤り），②病変部位を観察しているが病変として認識できていないこと（存在診断の誤り），③病変の存在には気づいているが病変診断が誤っていること（質的診断の誤り），である．見落としを減らすには，それぞれの見落とし原因に応じた方策が必要である．

1）内視鏡観察していない部位（ブラインド）をなくすには？

ブラインドをなくすためには，観察しにくい部位を意識して内視鏡を行うことが大切である（**図9**）．ブラインドになりやすい部位は個人差があるものの，噴

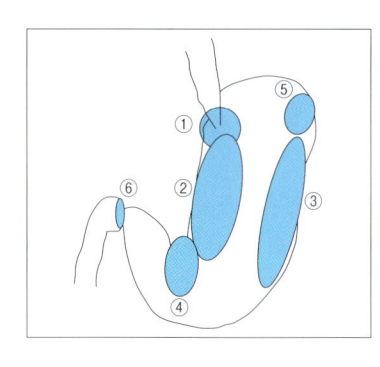

① 噴門，とくに小弯～後壁
② 体部後壁
③ 体部大弯
④ 胃角部
⑤ 穹窿部大弯
⑥ 球部，幽門直後

図9 胃十二指腸内視鏡観察でブラインドになりやすい部位

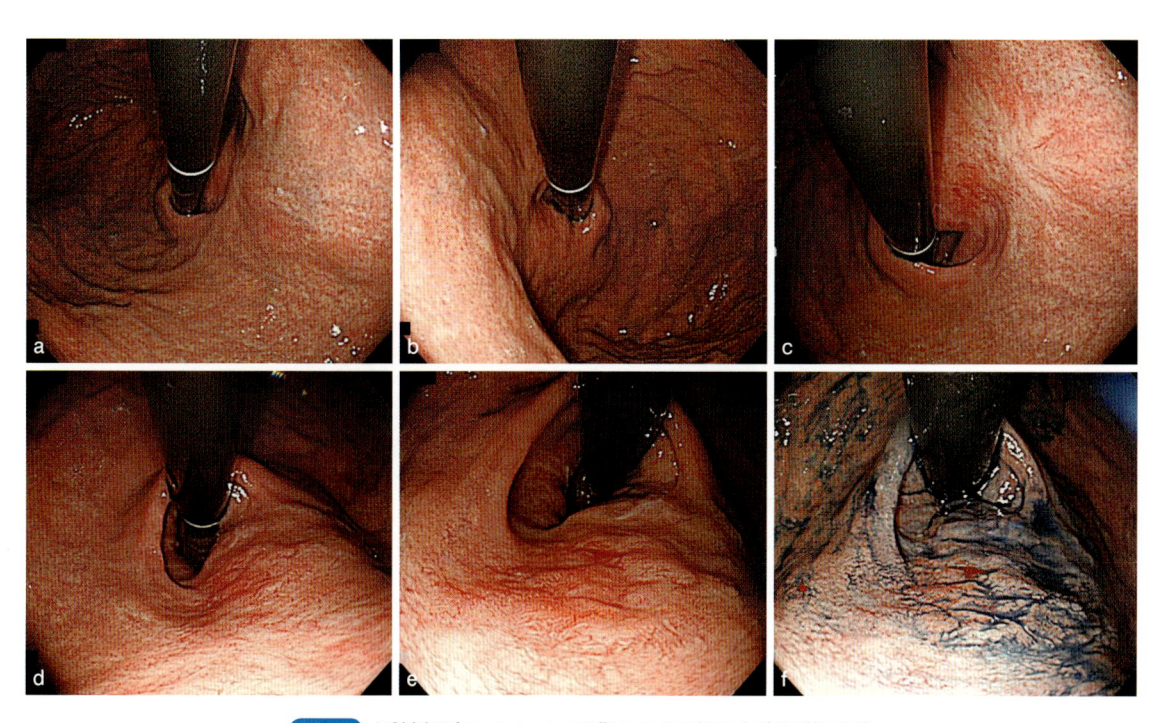

図10 近接観察しないと見逃される噴門小弯早期胃癌

噴門の中遠景観察（a, b）では一見異常を指摘できないが，近接観察すると ESD 瘢痕のさらに口側に発赤した早期胃癌が観察できる（c～f）．

門小弯（**図10**），胃体部後壁，胃体部大弯（**図11**），幽門直後の十二指腸球部，胃角部，穹窿部大弯などである．胃粘液の付着による見逃しもブラインドの一種といえる（**図12**）．胃癌の高危険群である胃粘膜ほど粘稠な粘液が付着しており，丹念に洗浄・除去しないと見逃す可能性がある．水洗で誘発される出血が胃癌発見の契機となることもあり，面倒くさがらずに胃粘膜の洗浄を行う必要がある．

2）存在診断の誤りによる見落としをなくすには？

病変の存在を疑って内視鏡観察を行うと，"病変が浮き上がってくる"ことをしばしば経験する．これは病変形態が頭の中でイメージ化されることと，病変の実際の見え方が変化することによる．内視鏡観察する方向（正面視や接線方向視），距離（遠景，近接），空気量（胃壁の伸展度），光量の相違によって病変が

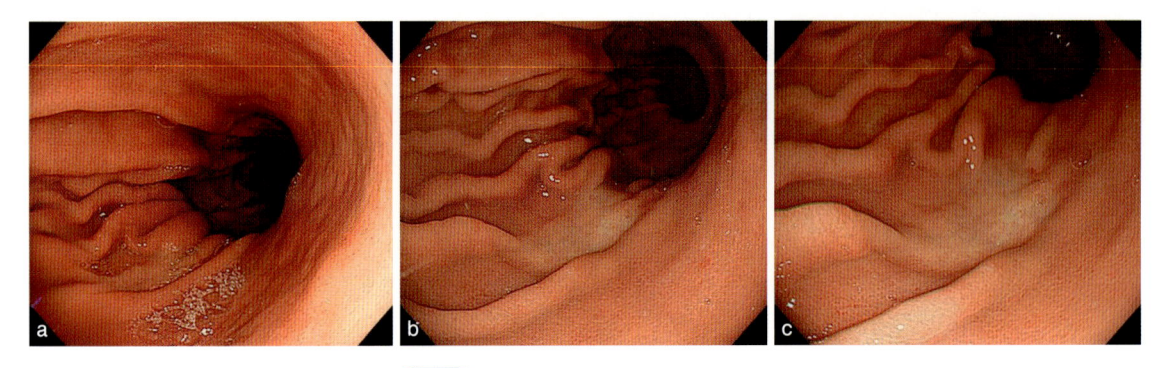

図11 胃体中部大弯の 0-Ⅱc 病変

a：胃内空気量が少なく，また粘液が除去されていないため，病変の認識ができていない．
b：粘液を除去して空気量を増やすと，同部に褪色した陥凹性病変が見えてくる．
c：さらに空気量を増やすと明瞭な 0-Ⅱc が観察可能である．

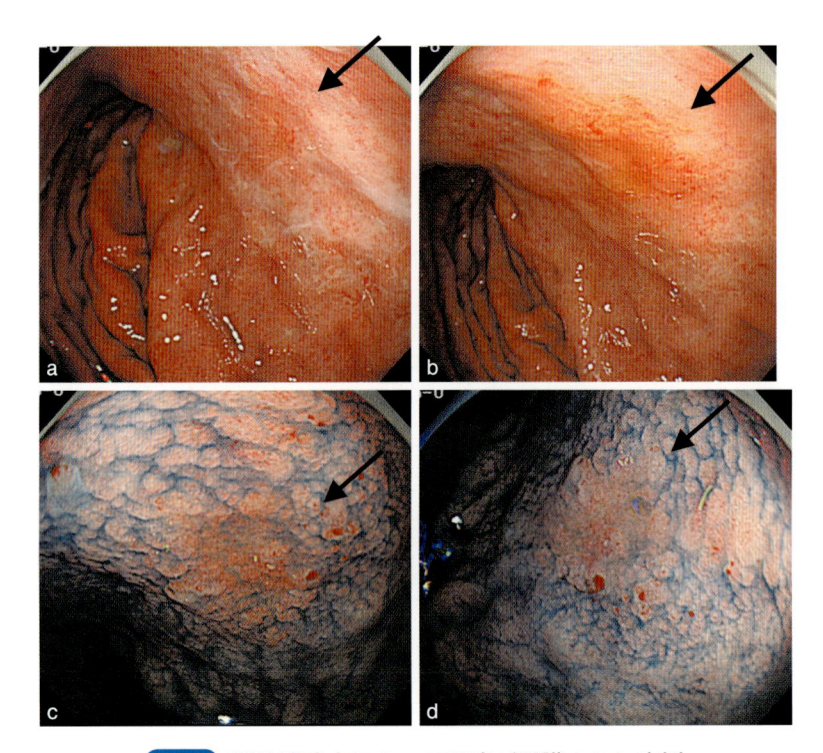

図12 胃粘液除去によって胃癌が認識された症例

a：粘稠な白濁粘液が付着する胃体上部後壁には，わずかに発赤した局面を
　認めるのみである．
b：粘稠な白濁粘液を十分洗浄除去すると，発赤した粘膜内にわずかに陥凹
　した部位を認める．
c, d：インジゴカルミン色素内視鏡によって，同部に 0-Ⅱc 病変が明瞭となる．

異なって見えることによる．同一部位や同一病変をさまざまな方向・距離・胃内
空気量・光量で丹念に多重的に観察することで，病変がより明瞭となり病変の存
在に気づくことができるようになる（**図13**）．また，NBI 観察することで白色光
観察では気づかない病変を拾い上げることが可能となることもある（**図14**）．胃

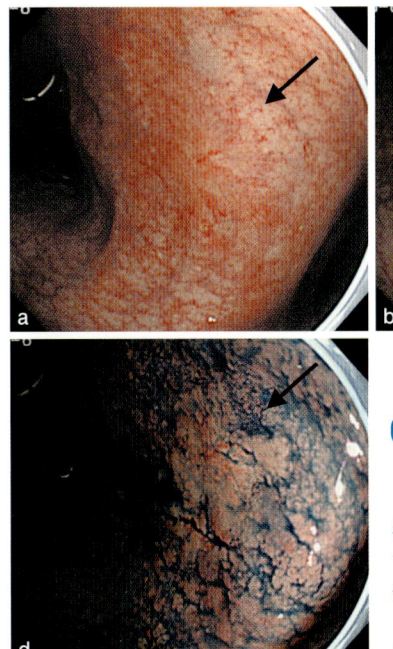
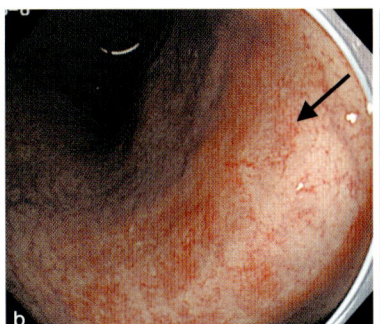
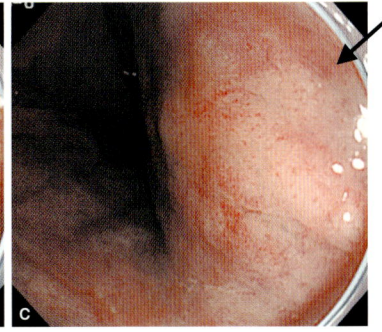

図13 病変部位を観察しているが病変として認識できていないことによる見落とし（存在診断の誤り）

　胃体下部小弯を観察撮影しているが病変の存在に気づいていない（a）。観察する角度を接線気味に変えると，血管透見が乏しい褪色調局面が見えてくる（b）。さらに胃内空気を吸引して粘膜がたわみやすくすると，同部に褪色調のわずかな隆起病変があることに気づく（c）。インジゴカルミン色素内視鏡によって同部に丈の低い隆起病変が存在することが明瞭となる（d）。ESD の結果，同病変は胃腺腫内癌であった。

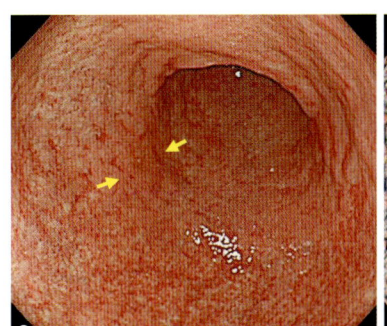
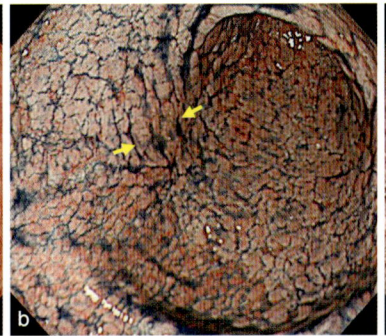
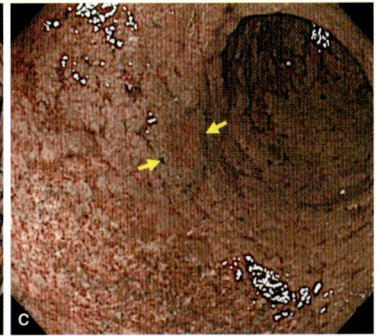
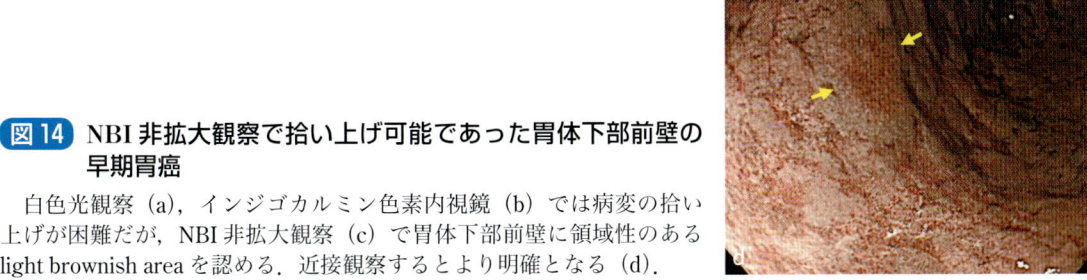

図14 NBI 非拡大観察で拾い上げ可能であった胃体下部前壁の早期胃癌

　白色光観察（a），インジゴカルミン色素内視鏡（b）では病変の拾い上げが困難だが，NBI 非拡大観察（c）で胃体下部前壁に領域性のある light brownish area を認める。近接観察するとより明確となる（d）。

　十二指腸観察では白色光観察が基本であるが，胃癌リスクが高い症例では NBI 非拡大観察の併用も行うとよい。

3）質的診断の誤りによる見落としをなくすには？

　存在診断はできているが質的診断の誤り，たとえば癌をびらんや潰瘍と診断し

てしまうといった見落としを解決するためには，より多くの病変を観察して内視鏡診断（とくに早期胃癌）の経験を積み重ね，内視鏡診断能力を高める必要がある．また，通常内視鏡観察には質的診断に限界があり，optical biopsy を実現しうる NBI 拡大観察を駆使する必要がある．

❷ 胃・十二指腸の内視鏡挿入・観察を行う場合の手技的留意点

1）スコープの反転・回転操作について

胃はもっとも大きな管腔臓器である一方，生理的狭窄部（噴門・幽門）がある．とくに噴門は順行性観察だけではブラインドとなる部分が多く，反転観察が必須である．そのためには，スコープ先端の十分な屈曲が必要である．通常のスコープは up アングルのみだと 180 度程度しか反転しない．full up アングルで固定して左右アングルを 2〜3 回繰り返すと（twist 操作），210 度程度の屈曲が得られ（図 15 a），噴門を近接して観察することが可能となる．噴門部大弯を観察するためには，反転したスコープを 180 度回転させないと十分な観察ができない（U ターン）．手先によるシャフトの捻りでは 90 度程度の回転が限度であり，それ以上スコープを回転させるには内視鏡術者の身体回転や前腕部の抱え込み操作が必要となる（図 15 b）．

2）胃の形態や胃壁伸展度を変化させる手技

胃は "胃袋" といわれるように，胃内空気量の多寡によって管状ともなるし，袋状にもなる．このような胃の形態的特性を理解し，意図的に胃の形態や胃壁伸展度を変化させることで，多重的な内視鏡観察が可能となる．胃の形態を変化させるもっとも手軽で頻用される手技は，送気・吸引操作による胃内空気量の調整である．胃体上部から噴門小弯の反転観察（J ターン）では，胃内空気量を増加させることで可視できる粘膜面が増加する（図 16 a）．胃体部大弯の皺襞が太い症例（giant fold）は，通常量の胃内空気ではひだとひだの間に病変が隠れている場合があるので，十分送気して胃壁を伸展させて内視鏡観察する必要がある（図 11，図 16 a ②）．

一方，吸引操作で胃内空気を減少させ胃壁が適度にたわむと病変の微妙な凹凸が明瞭となり，早期胃癌が浮かび上がってくることがある（図 16 b）．また，空気量の多寡によって凹凸形態が変化しない場合，病変が "硬く"，粘膜下層以深への癌浸潤が疑われるため，早期胃癌の深達度診断には胃内空気量の調節が必須である．

胃角部小弯の観察では，up アングルのみではスコープ先端が粘膜に接触して十分観察ができない場合がある．この場合，内視鏡スコープのシャフトによって胃角部大弯を押して，胃形態を変化させて（胃角の小弯・大弯間距離を増加させる）内視鏡観察を行う必要がある（図 16 c）．

❸ 胃・十二指腸内視鏡観察手順のバリエーション

胃・十二指腸の内視鏡観察法には，胃形態の相違（瀑状胃の有無，胃下垂の有無など）や観察ストラテジーの相違などによっていくつかのバリエーションがあ

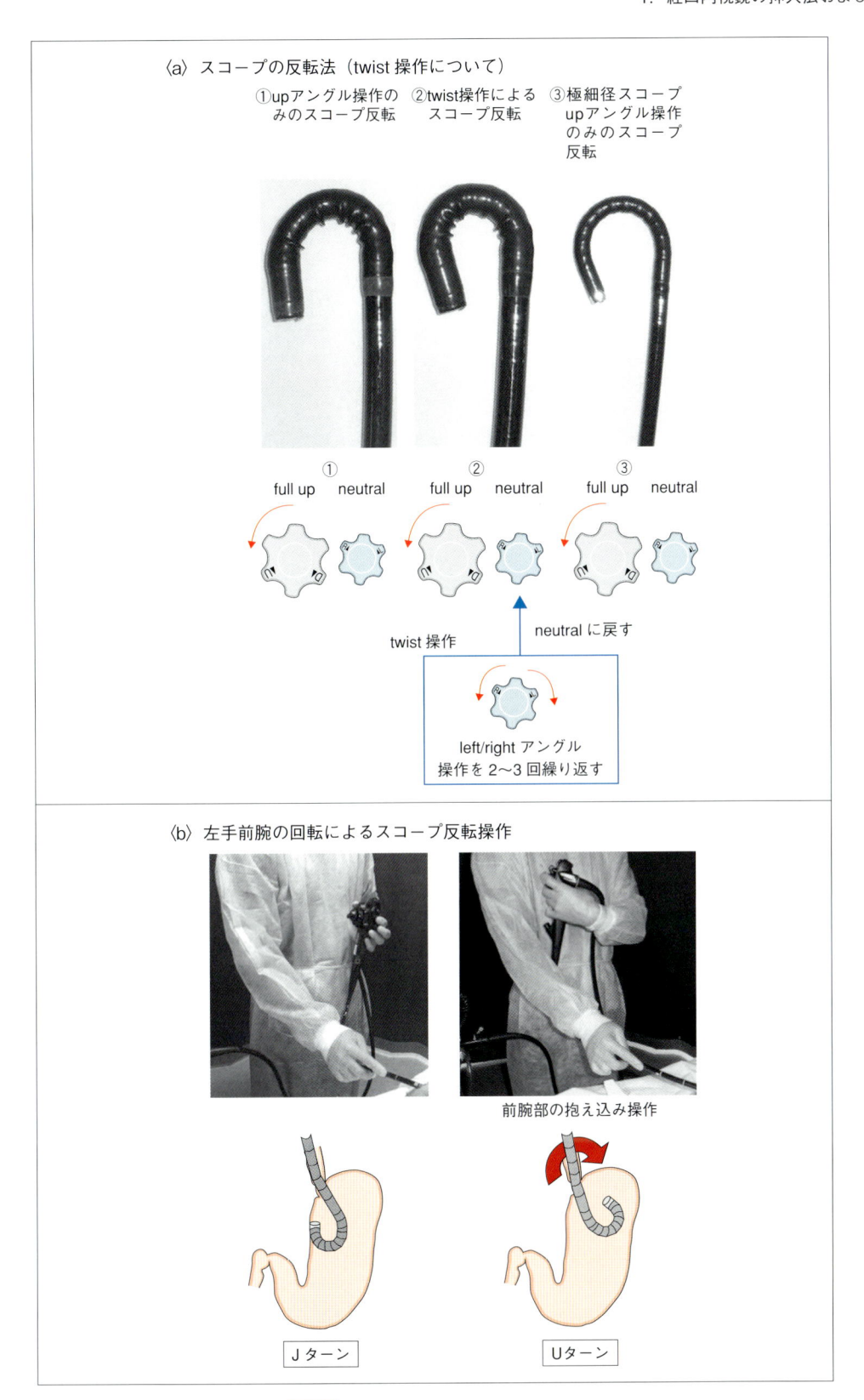

図 15 スコープの反転・回転操作

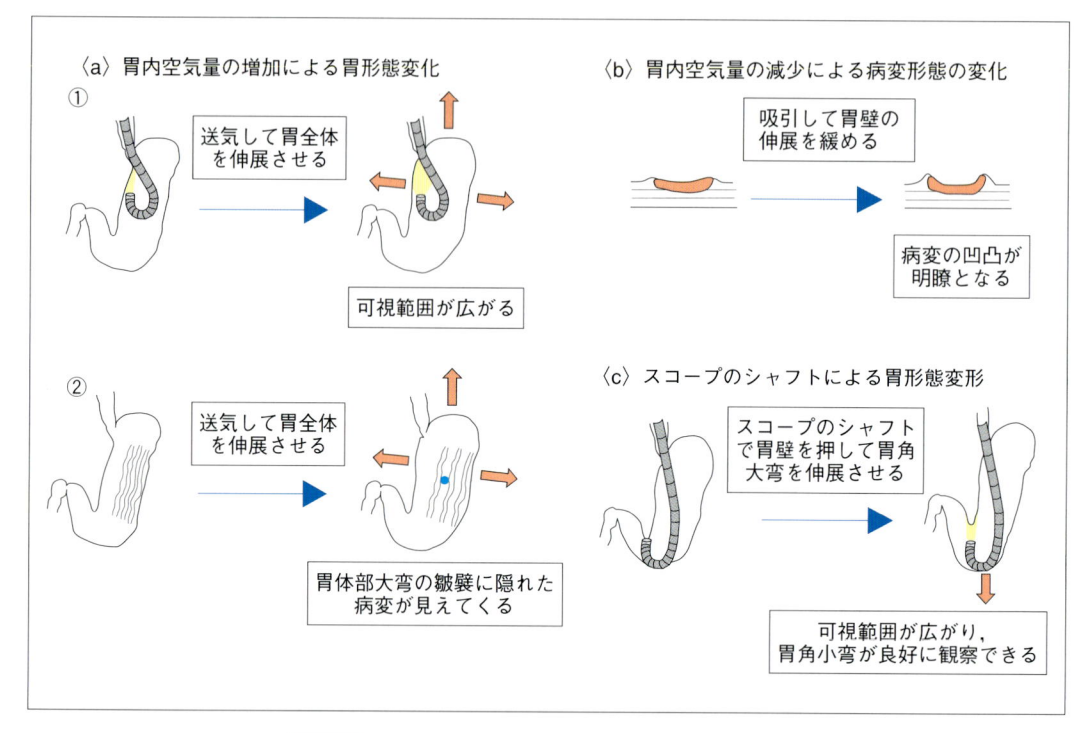

〈a〉胃内空気量の増加による胃形態変化

①

送気して胃全体
を伸展させる

可視範囲が広がる

②

送気して胃全体
を伸展させる

胃体部大弯の皺襞に隠れた
病変が見えてくる

〈b〉胃内空気量の減少による病変形態の変化

吸引して胃壁の
伸展を緩める

病変の凹凸が
明瞭となる

〈c〉スコープのシャフトによる胃形態変形

スコープのシャフト
で胃壁を押して胃角
大弯を伸展させる

可視範囲が広がり，
胃角小弯が良好に観察できる

図16 **胃の形態や胃壁伸展度を変化させる手技**

る（**図17**）．バリエーションAは，最小限の送気で胃壁を伸展させず内視鏡観察をあまり行わず十二指腸挿入し，胃に戻ってきてから胃観察を行うストラテジーである．胃壁の伸展による苦痛を回避することが主眼であり，スクリーニング観察に適した方法である．バリエーションBは胃噴門部挿入直後より観察に必要な送気を行い胃深部にスコープを進めながら順行性に内視鏡観察し，その後十二指腸に挿入するストラテジーである．最初に十二指腸観察すると胃体部大弯にスコープによる擦れのアーティファクトが生じるが，これをさけることができ，早期胃癌があることがわかっているような胃観察を重視した場合に選択する．

　瀑状胃の場合はバリエーションCを用いる．食道から胃内に内視鏡を進めたときに，穹窿部が大きく広がり胃体部が縮んでいる場合，そのまま送気しながら胃深部に内視鏡を進めようとすると結果的に内視鏡が穹窿部方向に進んでしまい，明瞭な瀑状胃になってしまう．このようなケースでは，まず穹窿部が広がって見えた時点で胃内の空気を吸引し，大弯ひだの走行する先にスコープを右回転しながら進めていく（C-1からA-2への修正）．いったん胃角部まで内視鏡が進めば送気して，胃角部大弯を伸展しながら瀑状胃を通常胃の形態になるようにさらに前庭部にスコープを進める．CからAへの修正ができず，どうしても瀑状胃の穹窿部に内視鏡がはまり込んでしまうことがある．このような場合には，内視鏡をUターンで反転したまま，湾曲したシャフトを体上部から体下部に先行させるように内視鏡を進める．胃角部まで内視鏡が進めばここで内視鏡をJターンに戻し，さらに内視鏡を若干引き抜きながら内視鏡先端を前庭部に進める

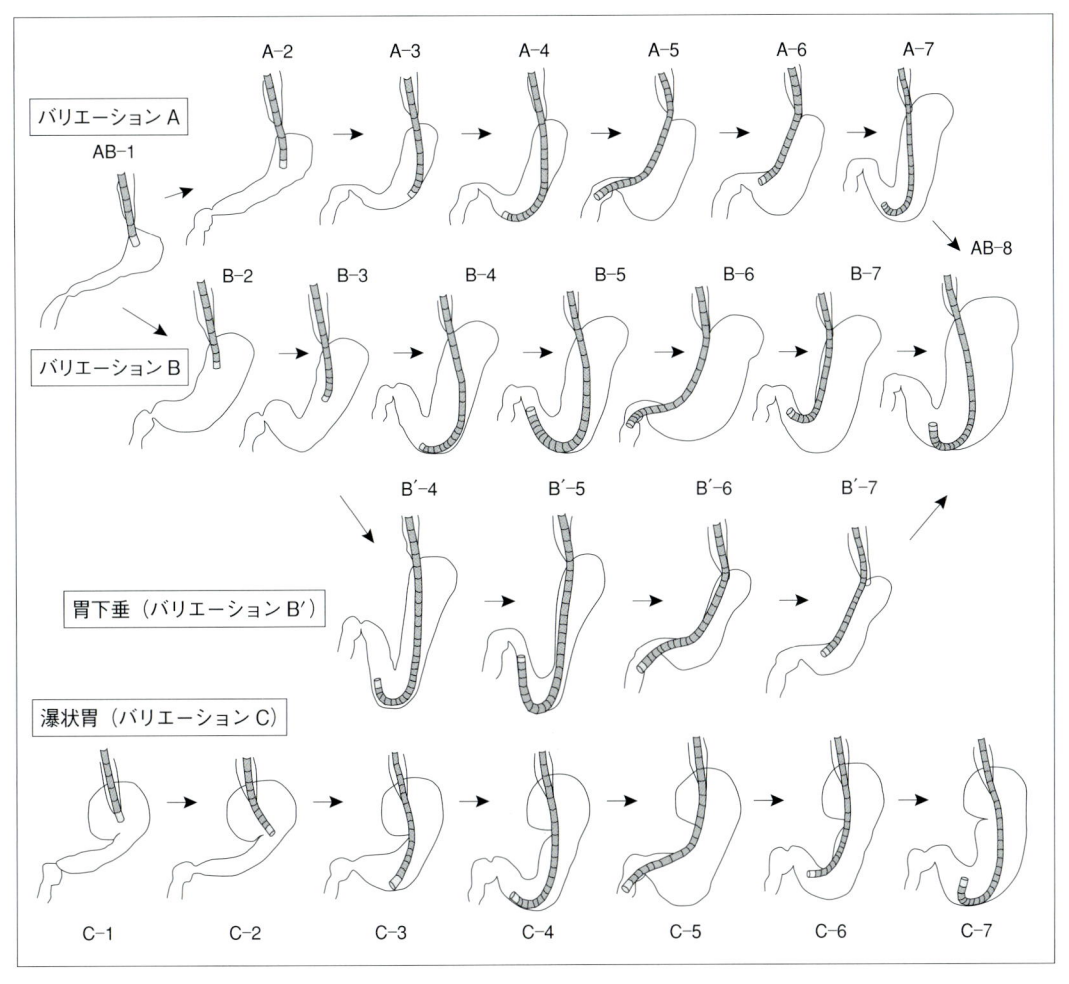

図17 胃・十二指腸の内視鏡挿入・観察法のバリエーション

（C-1〜C-4）．以降はバリエーション B と同様に十二指腸に内視鏡を進める．

　胃下垂（バリエーション B′）では，内視鏡をそのまま進めていくとスコープのシャフトで胃角部大弯が強く伸展され，極端な場合は骨盤底まで胃が入って骨盤臓器で伸展がブロックされてから内視鏡が先行するようになる．胃角から前庭部に挿入しようとしてスコープを 10 cm 以上送り込んでも先端が進行しない場合は胃下垂バリエーションであるので，胃内の空気を極力吸引して胃の伸展を生じにくくしながら，スコープを十二指腸に挿入する．

Ⅴ　胃・十二指腸観察手順

❶ 食道胃接合部から噴門への挿入・観察

　食道胃接合部は生理的な狭窄部位であり，かつ屈曲しており内視鏡研修の初期の一つのハードルとなる．食道胃接合部が開いており，胃内腔が容易に観察でき

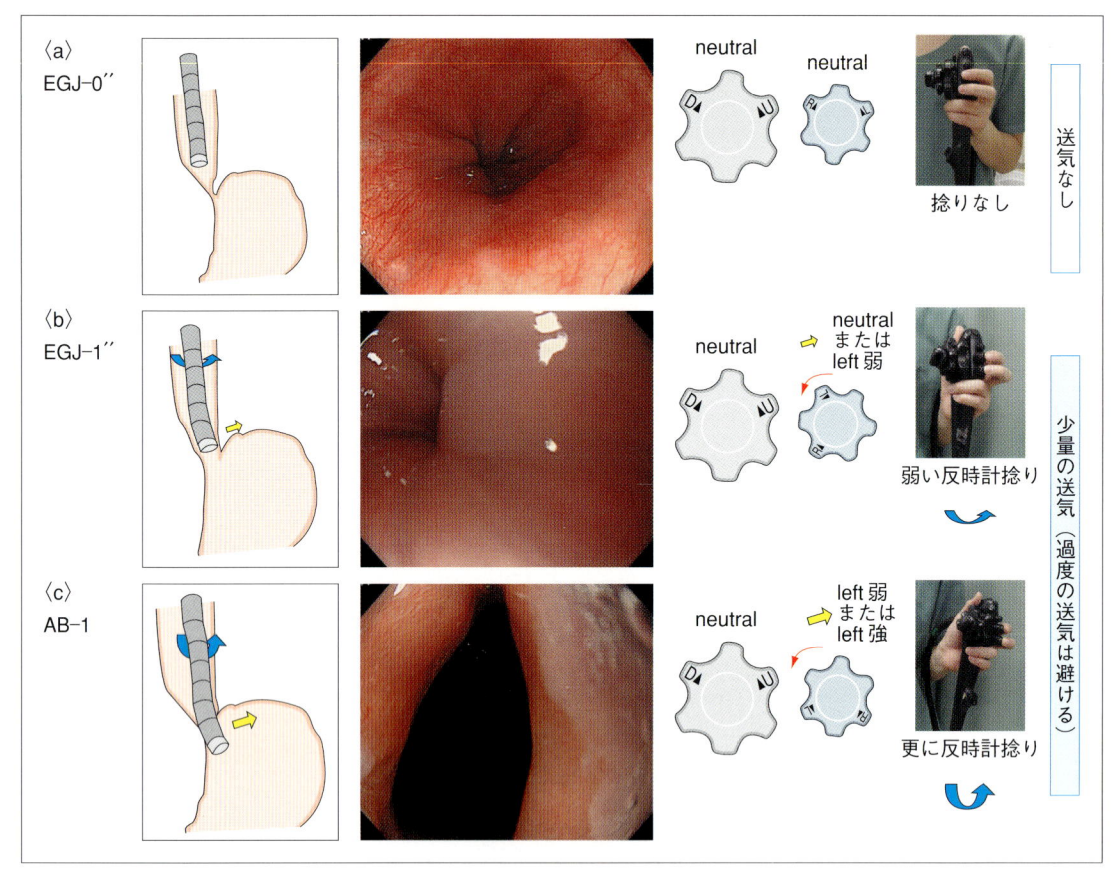

図18　食道胃接合部から噴門への挿入

a：LES（下部食道括約筋）の緊張が強く SCJ が観察できない．
b：スコープ先端を LES の食道粘膜に触れて LES を押し広げながら挿入する．
c：この際，スコープを軽く反時計方向に捻るか，左アングルを軽く使ってスコープを進めると胃内腔（体上部から穹窿部大弯）が見えてくる．

る場合には胃内への挿入は苦労しないが，SCJ が見えない症例ではうまく左アングルやスコープの反時計捻りを利用して胃内へ進める（図18）．

❷ 噴門から前庭部への挿入・観察

噴門から前庭部への挿入・観察では，どの内視鏡観察ストラテジーをとるかによって大きな相違となる．したがって，それぞれのストラテジーに沿って挿入・観察の方法を述べる．

1) バリエーション A（最小限の送気で胃伸展を制限して十二指腸に挿入する ストラテジー）（図 19）

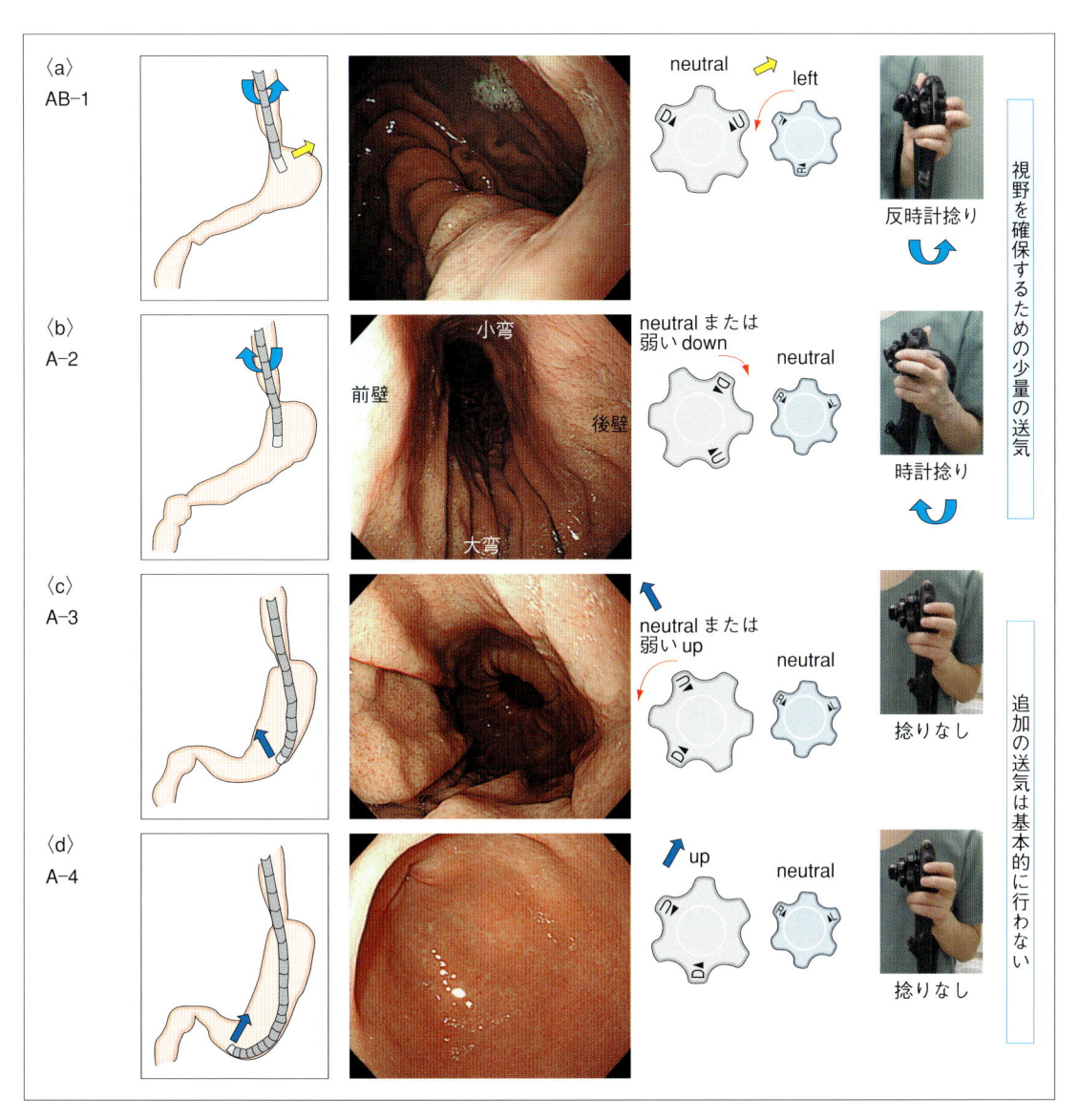

図19 噴門から前庭部への挿入・観察（バリエーション A：少量の送気）

a：噴門挿入時に反時計捻りまたは左アングルとしていたスコープを，時計捻りしながらアングルを neutral にすると胃体上部から中部が見えてくる．

b：この際，画面の 12 時に体部の小弯が位置するようにスコープの捻りやアングルを調整するとよい．送気は視野を確保する程度の少量にとどめる．

c：軽い up アングルを使いながら視野を確保してスコープをさらに進めていくと，スコープのシャフトで胃体下部から角部大弯を押すこととなるが，送気が少なく胃壁伸展が少ないため図 17（B-3）のような胃角部小弯のアーチの形成が明瞭でない．

d：追加送気を行わずに胃の伸展を最小限に抑え，up アングルを強めながらスコープをさらに挿入すると胃前庭部が見えてくる．

　挿入していく間に見える病変は観察できるが，バリエーション A では胃内空気量が少ないために内視鏡観察できないブラインドとなる部位が多くなる．胃の観察は十二指腸から胃に戻ってきてから詳細に行う．

2）バリエーションB（十分量の送気で内視鏡観察を行いながら十二指腸に挿入するストラテジー）（図20, 21）

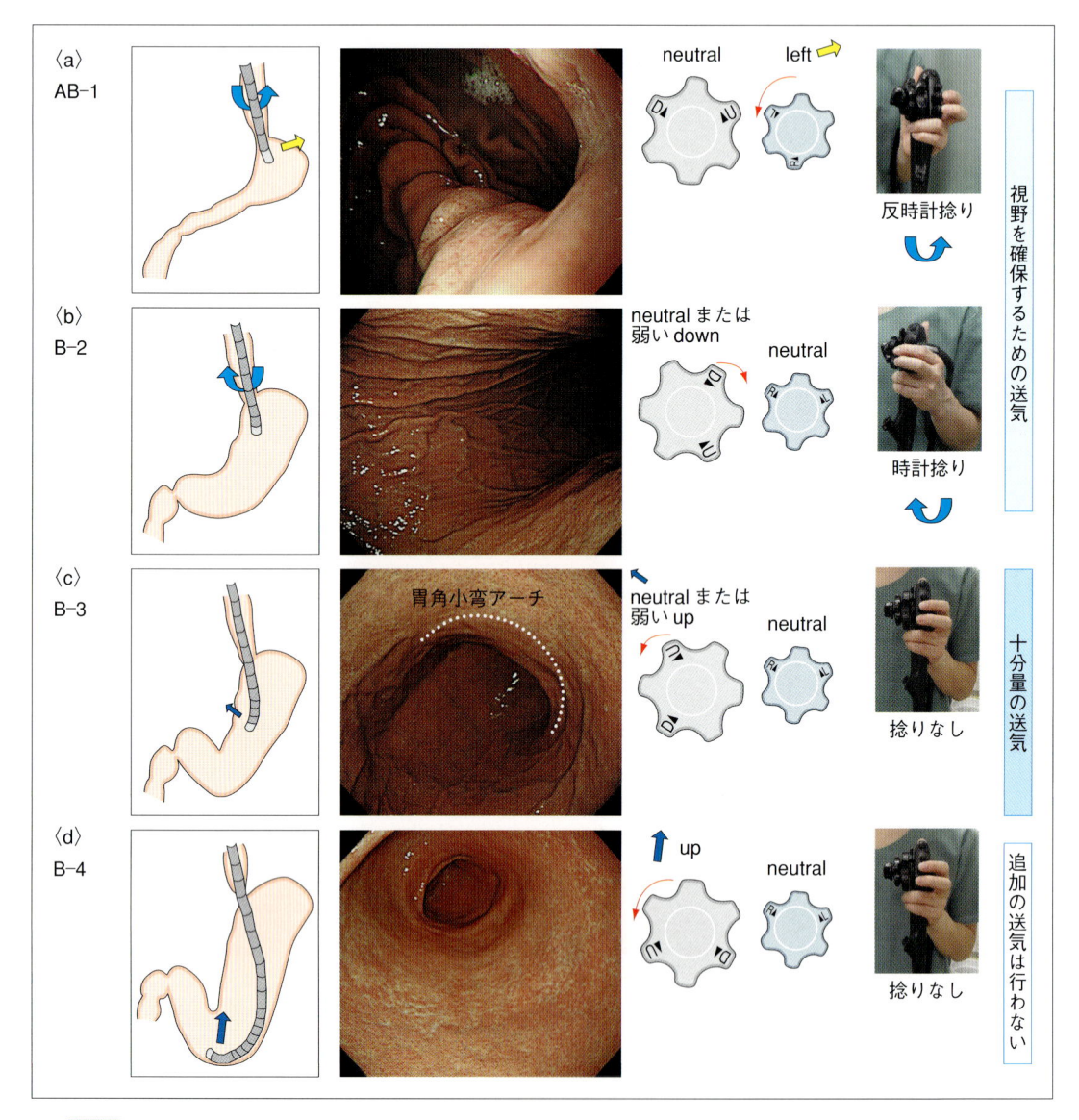

図20　噴門から前庭部への挿入・観察（バリエーションB：十分な送気で胃観察しながら挿入）

a, b：送気をしながら，噴門挿入時に反時計捻りまたは左アングルとしていたスコープを時計捻りにして挿入すると胃体上部から中部が見えてくる．この際，上下アングルをneutralにしていくことが多い．

c：さらにスコープを進めていくと体下部からアーチ型の形態の胃角部小弯が見えてくる．この間，胃を観察するために十分量の送気を行うが，噴門部で過量の送気を行うと，胃体部が広がらず穹窿部のみが広がってゲップや嘔吐反射を誘発する．このため，胃体上部から中部にスコープを進めてから送気を十分行い，胃の観察を進めるとよい．この間に体上部大弯に溜まった胃液を適宜吸引していく．また内視鏡観察のブラインドをなくすため，上下・左右アングルやスコープの捻り操作を使って，各部の小弯・大弯・後壁・前壁をくまなく観察する（→図21）．

d：upアングルを強めながらスコープをさらに進めていくと胃前庭部が見えてくる．過量の送気で胃が伸展した状態で，さらに大弯をスコープのシャフトで押しながら進めると，ゲップや嘔吐反射を誘発することがあるので送気量の加減が必要である．

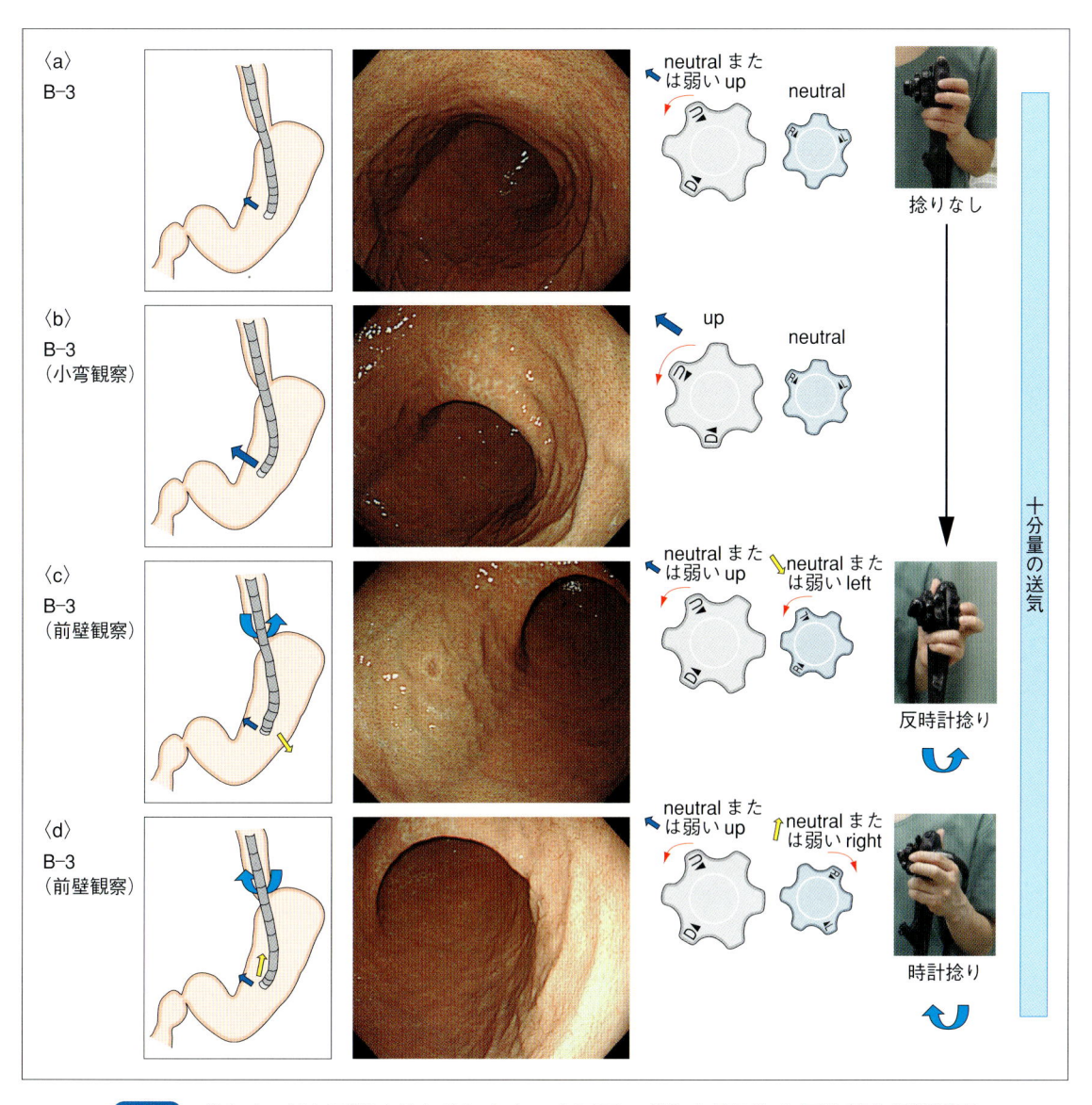

図21 ブラインドを回避するために左右・上下アングルを使用した胃体部内視鏡観察

　内視鏡観察のブラインドをなくすため，上下・左右アングルやスコープの捻り操作を使って，各部の小弯・大弯・後壁・前壁をくまなく観察する．病変が見つかったときには空気量を増減させて多重的な観察を心掛ける．

3）瀑状胃（図 22）

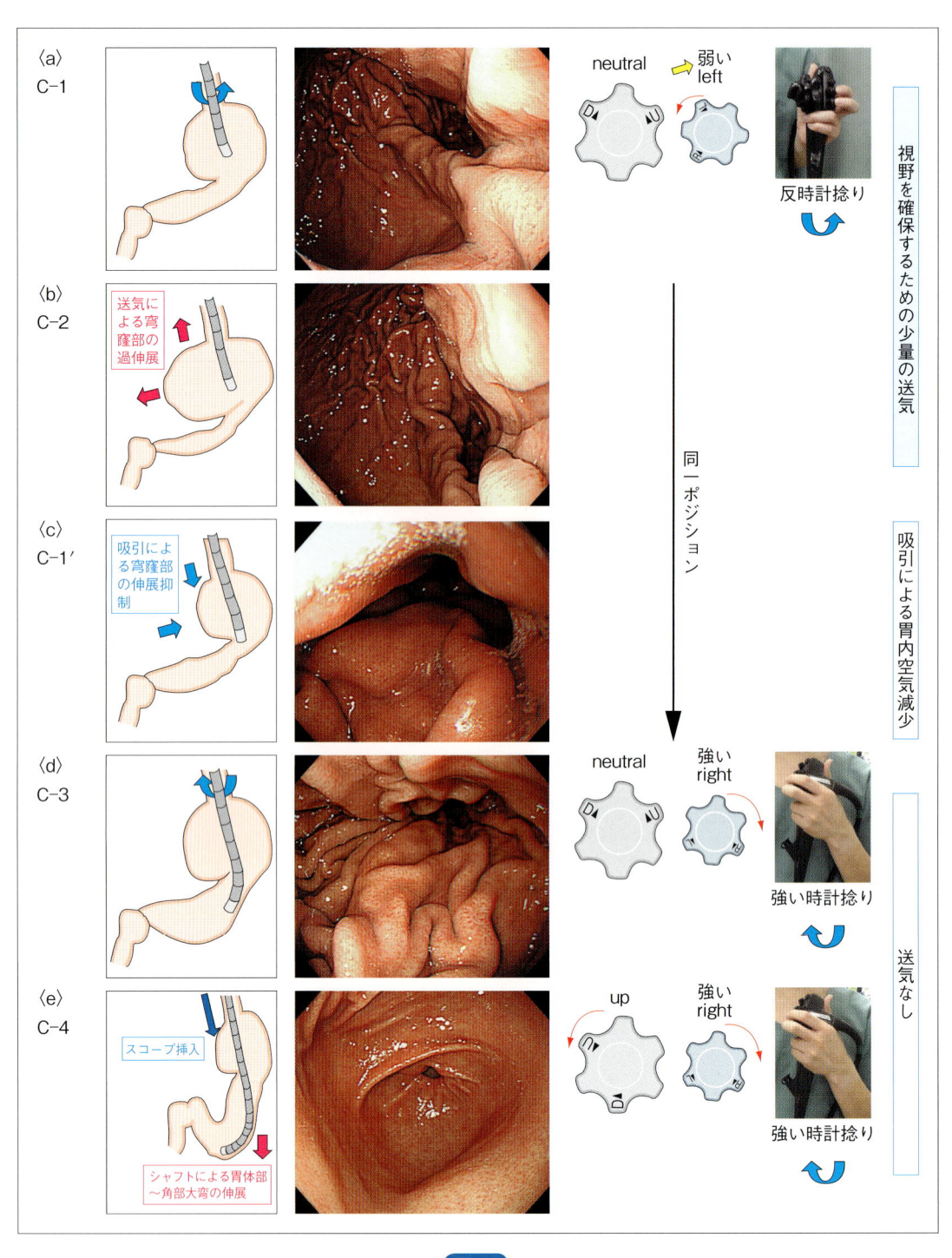

図 22

◀ 図22 **瀑状胃における噴門から前庭部への挿入・観察**

a：噴門に内視鏡を挿入する．

b：胃内に送気すると，通常形態の胃では拡張しやすい胃体部が穹窿部とともに広がるが，瀑状胃では拡張しやすい穹窿部だけが広がって胃体部粘膜が穹窿部側に落ち込んでいく状態となる．このため，スコープを挿入していくべき胃体部の方向が判別しにくくなり，通常と同様の操作でスコープを挿入すると先端が穹窿部に進んでしまう．

c：そこでいったんスコープを戻しながら吸引操作で胃内空気量を減少させて，穹窿部の伸展を抑制して胃体部のたわみをつくる．

d：この状態で，スコープを時計捻りおよび右アングルしながらスコープを胃体部大弯のひだに並行するようにして挿入すると胃体上部から中部にスコープが進行する．

e：さらに胃体部大弯の胃壁をスコープのシャフトで押しながら胃壁を伸展させると，穹窿部に落ち込んでいた胃体部粘膜が胃角部方向に引き出されて通常胃と近い形態に胃が変形し，前庭部が見えてくる．ここから，幽門への挿入は通常の内視鏡操作と同様となる．

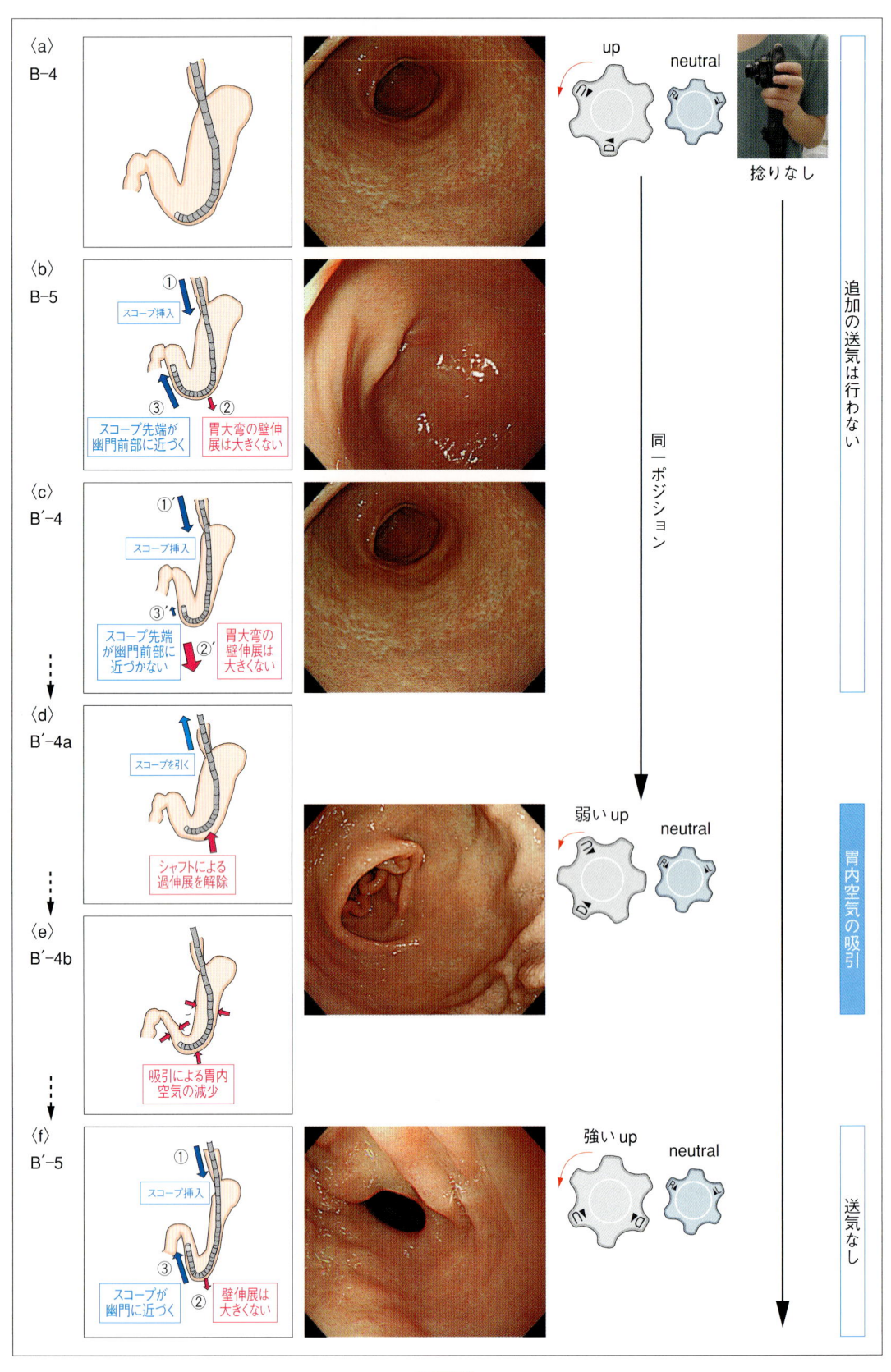

図23

4）胃角部から前庭部への挿入と胃下垂での挿入・観察（図23）

胃下垂の症例では胃角部までの挿入はバリエーション A/B ともに同様であるが，胃角部から前庭部・幽門に進める際に胃下垂に応じた挿入法が必要となる．

◀ **図23** **胃角から幽門前部への挿入・観察（胃下垂を含む）**

a, b：通常形態の胃では前庭部に入って幽門前部まで内視鏡を進めるには単純にスコープを挿入するだけでよい．b（B-5）のごとく，胃角部大弯の胃壁の伸展が大きくないため（②），挿入したスコープ長（①）とほぼ同等の距離（③），スコープ先端が幽門に接近する．

c：胃下垂ではシャフトによる胃角部大弯の圧迫によって容易に胃壁が骨盤腔側に伸展されるため，挿入したスコープ長（①′）とほぼ同等の距離の胃壁伸展が生じ（②′），結果的にスコープ先端はほとんど進まず（③′），幽門との距離は縮まらない．

d：このような場合，スコープをいったん引いてシャフトによる胃壁の過伸展を解消する．

e：さらに吸引操作によって胃内空気量を減少させてさらに胃壁伸展を解消する．

f：この状態にしてから，再度強い up アングルをかけながらスコープを挿入すると胃壁伸展が過度に生じにくく，スコープが幽門側に近づきやすくなる．

❸ 前庭部の観察および幽門前部への挿入・幽門輪の通過

　　前庭部では胃体部と同様に大弯，小弯，前壁，後壁にスコープを振ってブライ
ンドが発生しないように内視鏡観察を行う（**図 24**）．その後，幽門輪が画面中央
となるようにアングル操作をしながらスコープを挿入して，幽門前部にスコープ
先端を進める（**図 25**）．

　　高齢者や胆嚢摘出術を行った患者では，胃前庭部の大弯側に湾入や屈曲が存在
し，単純にスコープを進めるだけでは幽門輪が見えてこない場合がある（**図
26**）．

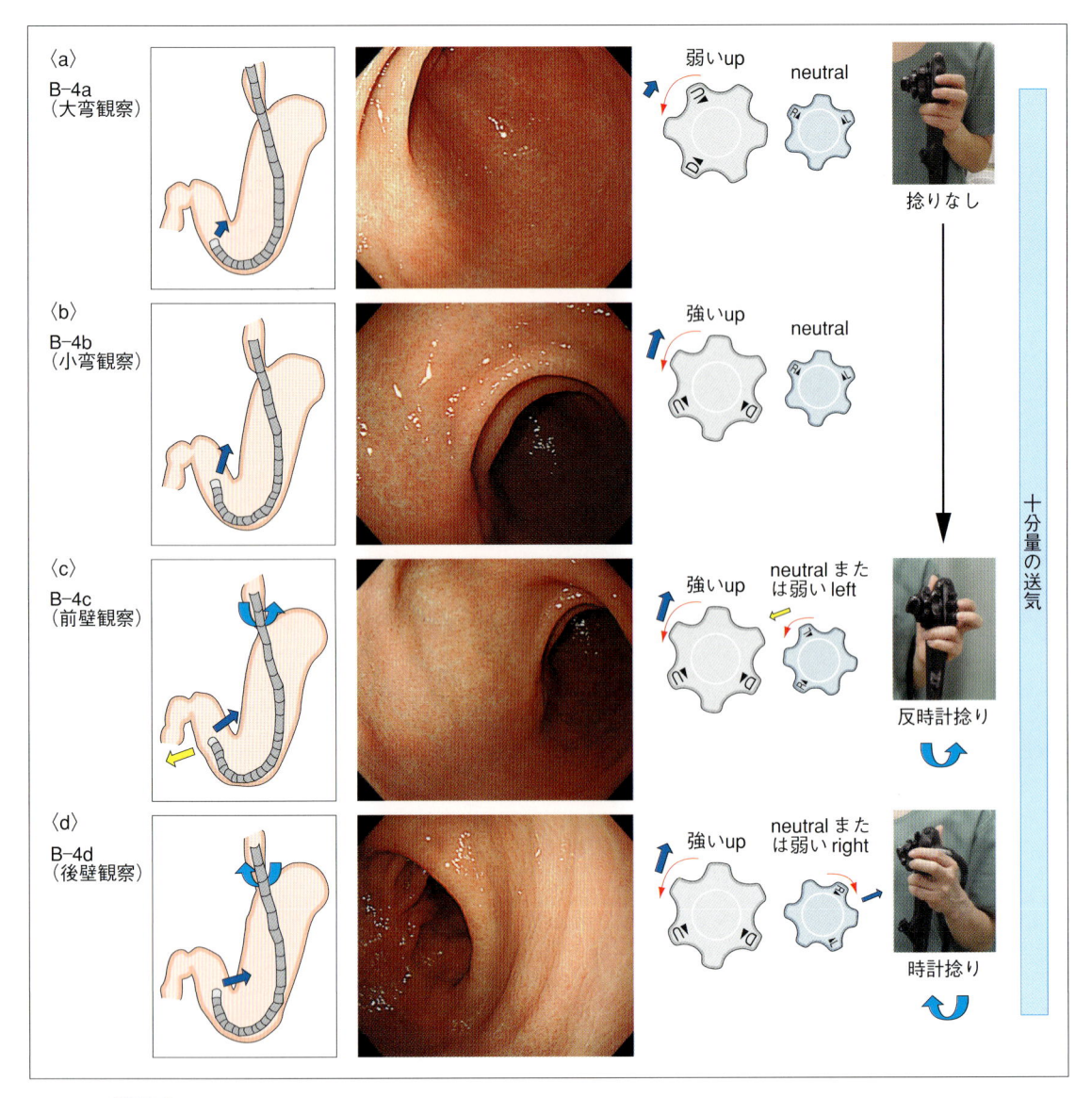

図 24 ブラインドを回避するために左右・上下アングルを使用した胃前庭部内視鏡観察

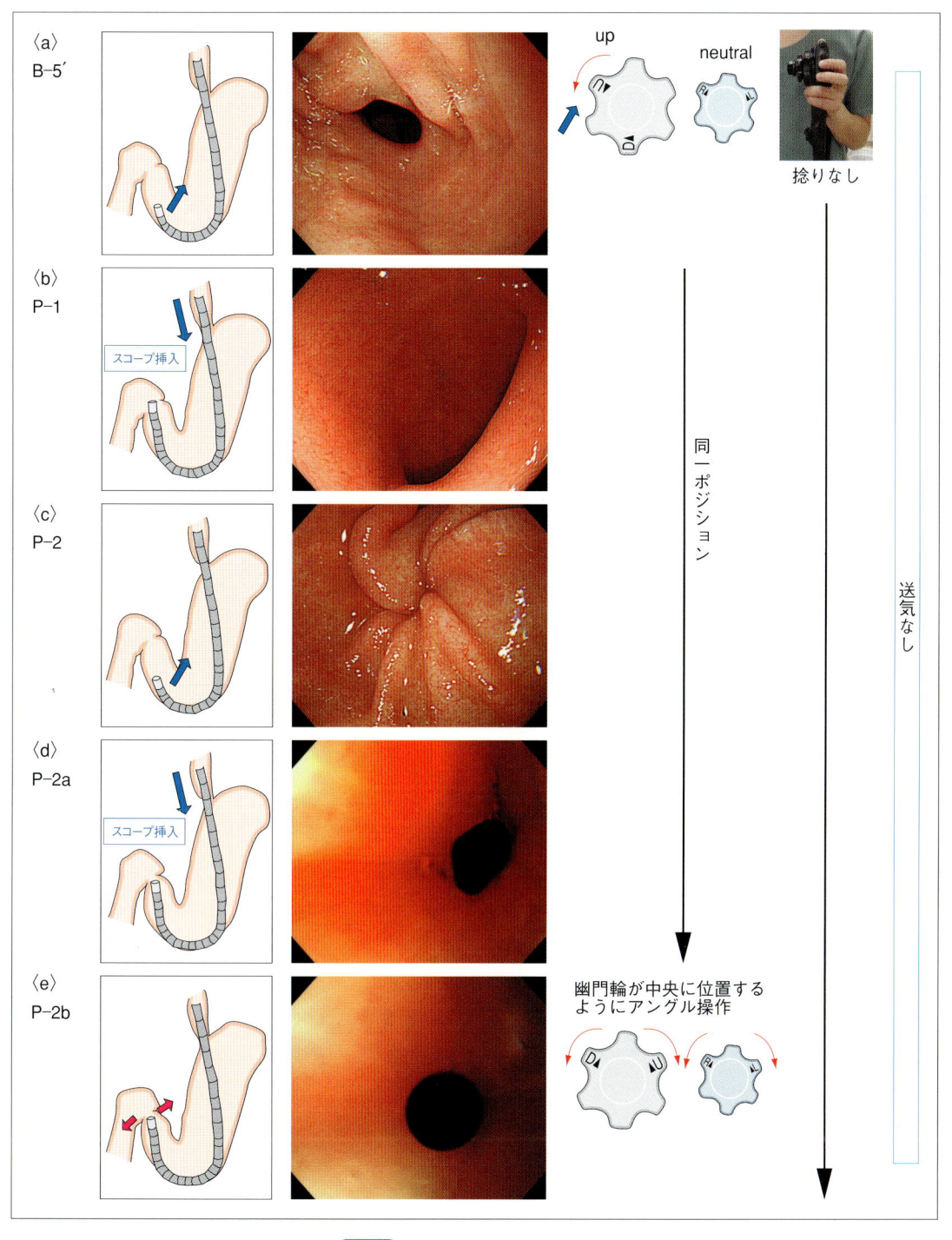

図 25 前庭部から幽門の通過

a, b：幽門輪が大きい場合(a)や極細径スコープでは，幽門輪が中央に位置するようにアングル操作してスコープを挿入すると，そのまま抵抗なく幽門輪を通過できる．

c〜e：幽門輪が収縮している場合（c），幽門輪をスコープ先端で押し広げながら通過する必要がある．幽門輪が中心になるようにスコープを進めても，幽門輪通過直前でスコープが幽門輪からそれてしまうことがある（d）．この場合，スコープをいったん引いて幽門輪を確認して再度幽門輪の通過を試みることもできるが，スコープを引き戻さずに左右や上下アングルで幽門を画面の中央になるように操作する（e）．幽門輪の収縮が強い場合には，スコープ先端が幽門輪粘膜に接触していわゆる赤玉状態にしながら，幽門輪を通過しなければならない場合も多い（d, e）．

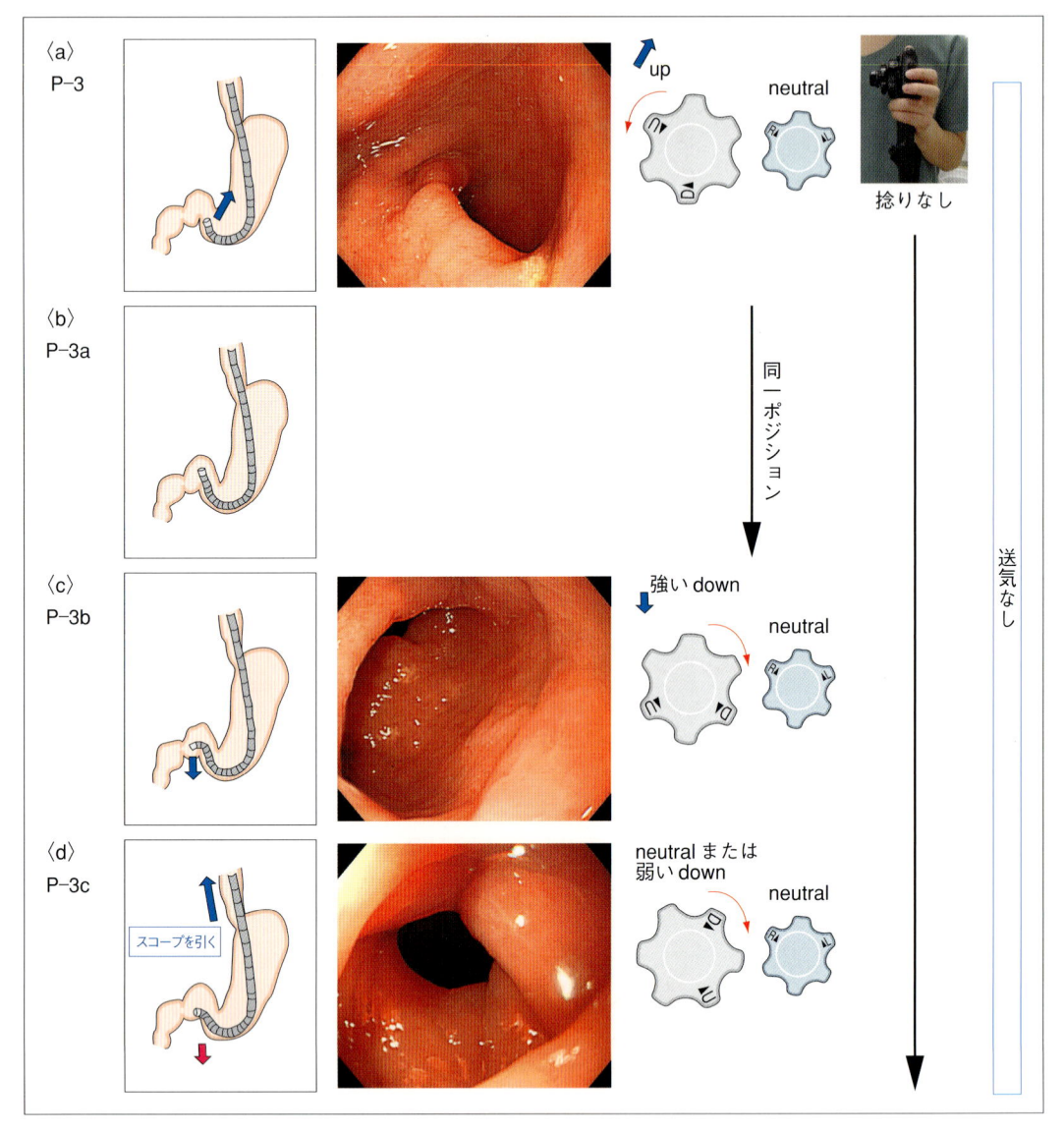

図26 前庭部大弯に湾入がある場合の幽門前部への挿入

a：胃前庭部の大弯側に湾入や屈曲が存在し，単純にスコープを進めるだけでは幽門輪が見えてこない場合がある．

b～d：大弯の湾入をいったん乗り越え（b），downアングルをかけ（c），スコープ先端で湾入を押さえながらスコープを戻し，弱いdownアングルかneutralに戻すと，通常の形態の胃と同様に幽門前部の視野が確保できるようになる（d）．ここからは通常の幽門輪通過と同様の操作を行う．

❹ 十二指腸の挿入・観察

1）球部の観察

　幽門輪を通過してスコープ先端が十二指腸球部に入ると，通常上十二指腸角が右手になるような視野が見える．十二指腸球部は狭いスペースであるためスコープの捻り操作では至適な視野の確保は難しく，右手を使って左右アングルを操作

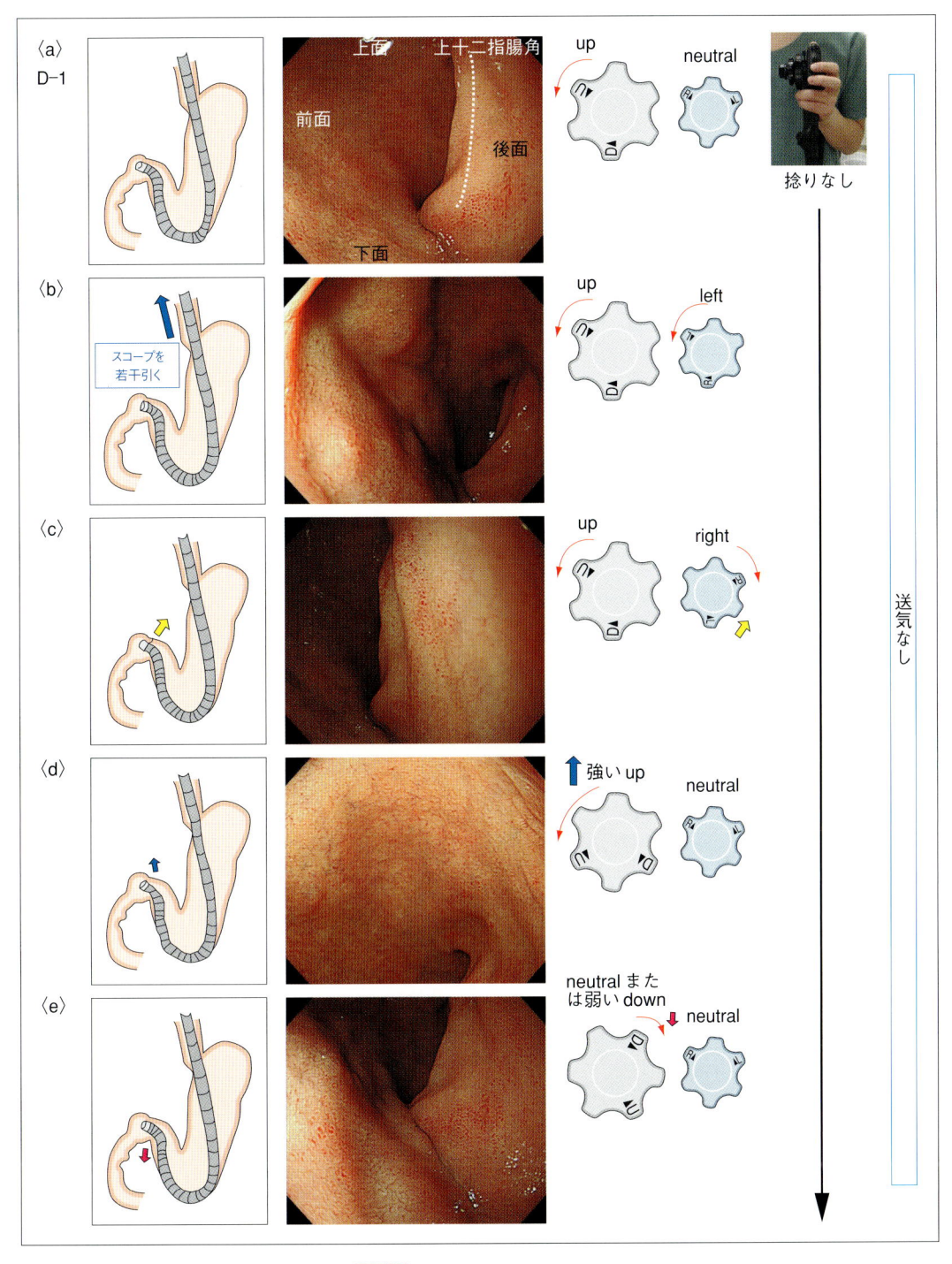

図27 十二指腸球部の観察

するとよい（**図27**）．この際，スコープをやや引き気味にして操作すると視野の確保がしやすくなる．とくに，十二指腸潰瘍は幽門直後に多いので，スコープを引いて幽門輪越しに球部を観察しないと病変を見逃すことがあり，注意を要する．

2) 十二指腸下行脚への挿入と観察

　　上十二指腸角の屈曲の程度で下行脚への挿入方法は異なる．胃下垂症例や腹腔背腹径が小さい症例では上十二指腸角が鋭角で下行脚への屈曲が強く，球部からは下行脚を直接見ることができない（**図 28**）．一方，背腹径が大きいと上十二指腸角が鈍角となり，下行脚への屈曲が弱くなり，球部からは下行脚を直接見ることができる．

図 28 十二指腸下行脚への挿入 （73〜74 頁）▶

●上十二指腸角が鋭角な場合

a：球部挿入時には上十二指腸角が 3 時方向に見えることが多い．

b：このまま挿入することもできるが（時計方向捻りをしながら up アングルをかけて挿入），初心者はまず上十二指腸角が視野の 12 時方向にくるように時計方向にスコープを捻り（D-1b），球部でのスコープの位置を変えてから up アングルをかけながら上十二指腸角の裏を滑り込むようにして下行脚にスコープを挿入するとよい．

c, d：この際，スコープ先端が粘膜に接触して視野がいったんいわゆる赤玉の状態となり（c），スコープが下行脚に向くように上下または左右アングルを調整すると視野が確保される（d）．視野が確保できない場合は，球部にスコープがとどまっているか十二指腸下行脚粘膜にスコープ前面が接触している．この場合には無理してアングルや捻り操作をするのではなく，いったんスコープを少し引いてみると，球部にスコープがとどまっている場合には球部が見えてくる．もし球部が見えてこない場合には十二指腸下行脚の粘膜にスコープ前面が接触していることが多いので，左右または上下アングルを動かして視野が確保されるように操作する．ここでのアングル操作はスコープの抵抗を感じながら行い，抵抗が強い場合には無理なアングル操作を行わないことが肝要である．抵抗が強いのにもかかわらず無理なアングル操作を行うと粘膜損傷や最悪の場合には穿孔をきたすので注意する．

e, f：上十二指腸角を越えた後，十二指腸下行脚深部に挿入するためには，スコープを押すのではなく時計回りに捻りながら引き戻る動作を行う（＝スコープの直線化，stretching という用語も一般によく用いられている）．これは，十二指腸挿入時に胃大弯で湾曲していたスコープを引き戻すことによって，スコープが胃小弯に沿って直線的な状態となり，内視鏡先端が先行する動作である．上十二指腸角を越えた後，さらにスコープを押し進めると胃大弯の過伸展が生じ，患者は苦痛である．

g：十二指腸下行脚からさらに水平部に挿入するためには，スコープを完全に直線化できた時点で，強い時計捻りを維持しながらスコープを挿入する．

h, i：最深部までスコープが挿入できたら，スコープを徐々に抜きながら内視鏡観察を行う．この際，時計捻りのポジションから反時計捻りに戻すと，下行脚から胃内に急に戻ってしまう（図 29 A-1a）．十二指腸下行脚を十分観察したい場合，時計捻りを戻さずに左右アングルをわずかに使いながら引いてくると徐々にスコープが後退して観察が可能となる．

●上十二指腸角が鈍角な場合

j：上十二指腸角が鈍角な場合は，球部からは下行脚を直接見ることができない．

k：このため，管腔が中心に見えるようにしながら，単純にスコープを挿入していくと十二指腸下行脚の深部にスコープが進んでいく．

　このような症例ではスコープをさらに進めると十二指腸深部にスコープが挿入できるので，十二指腸乳頭をランドマークにしながら，十二指腸下行脚を観察する．上十二指腸角が鈍角な症例でも単純にスコープを押しても内視鏡が先行しない場合には，上述の上十二指腸角が鋭角な場合と同様にスコープを時計捻りしながら up アングルをかけてスコープを引いていくと下行脚深部に進んでいく．十二指腸下行脚の深部からスコープを抜きながら内視鏡観察を行う際，捻りを行わずに深部挿入できた症例では単純にスコープをゆっくり引き抜きながら観察を行う．

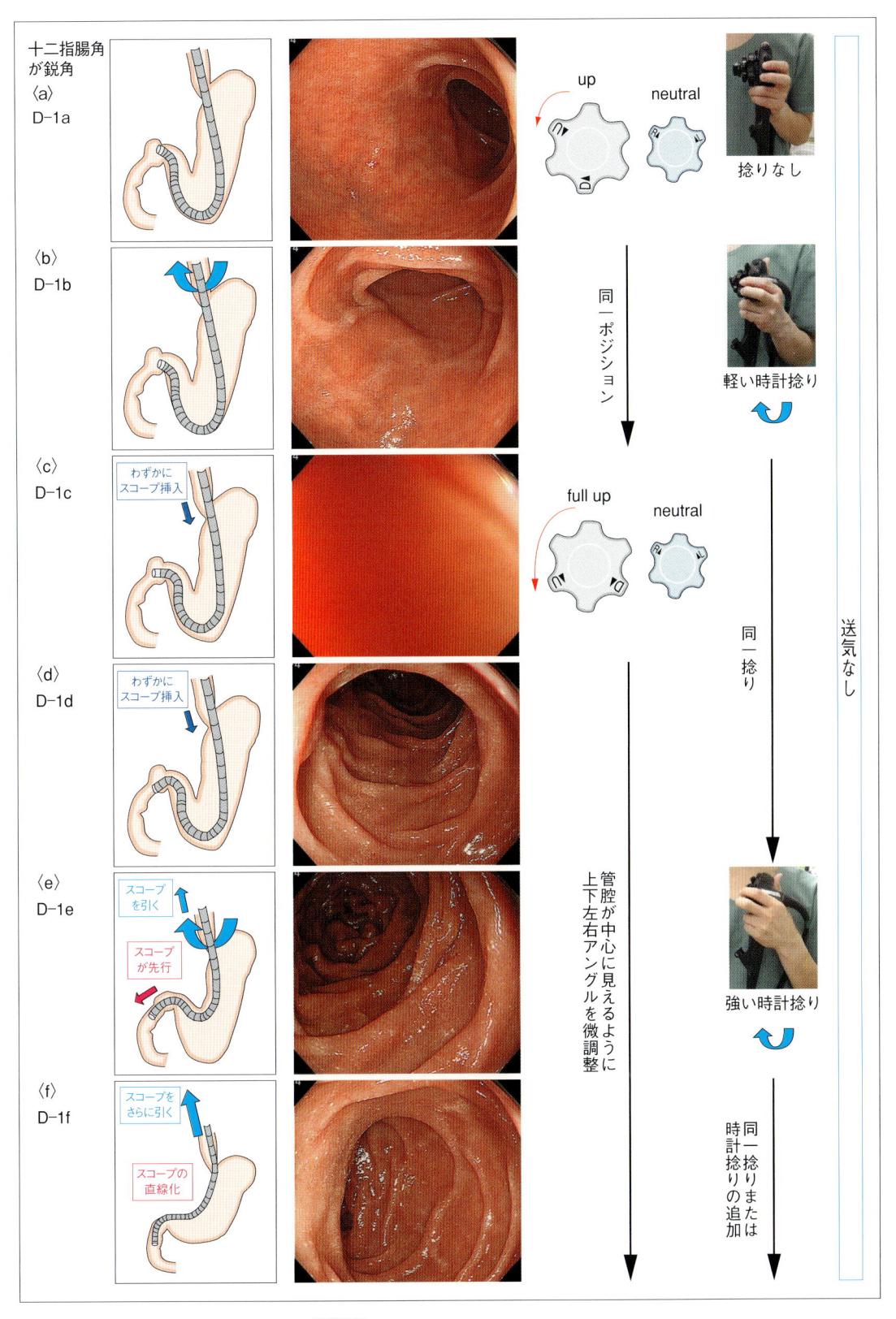

図28 十二指腸下行脚への挿入

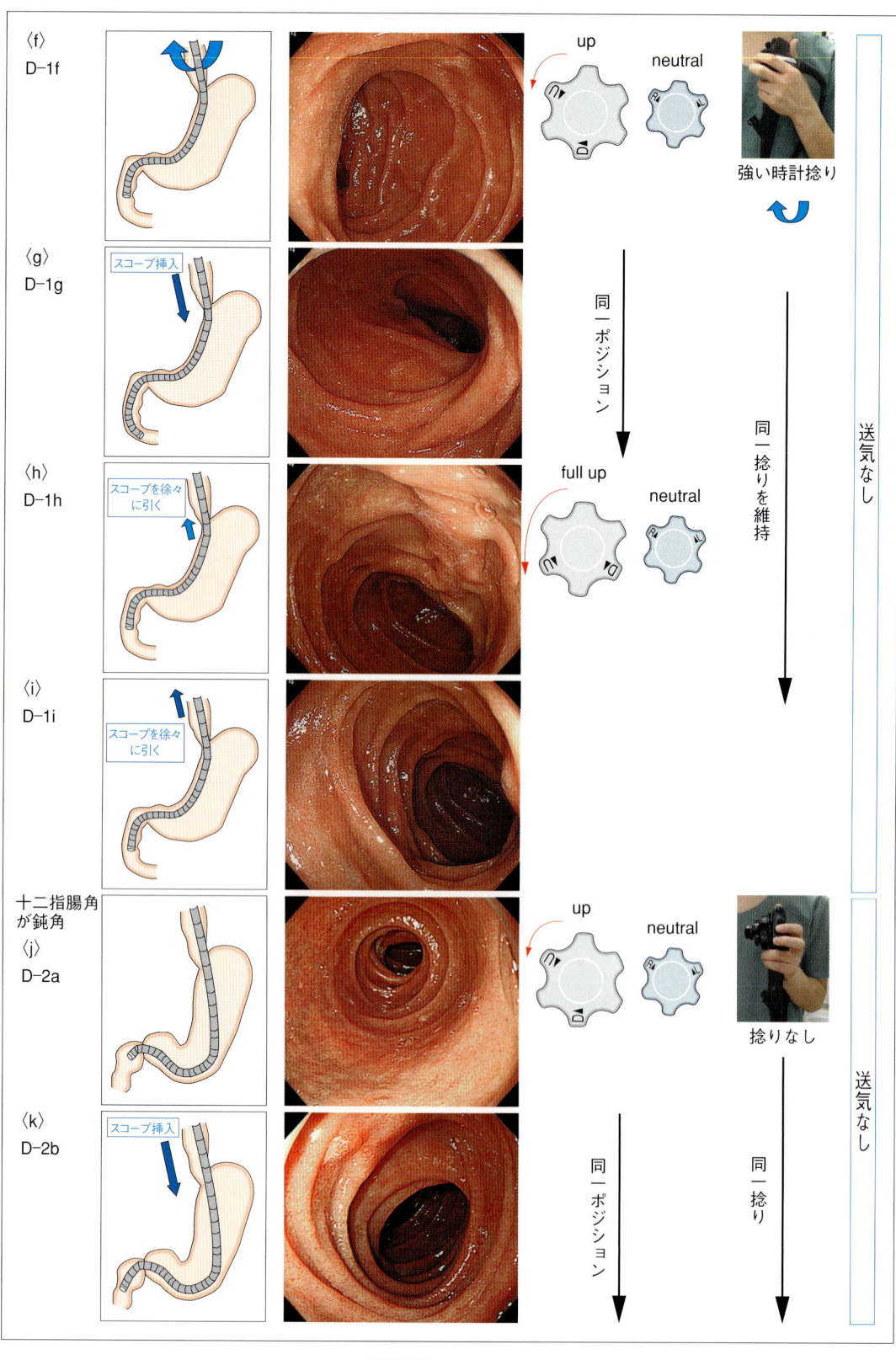

図28 （つづき）

❺ 胃角部の観察（図29）

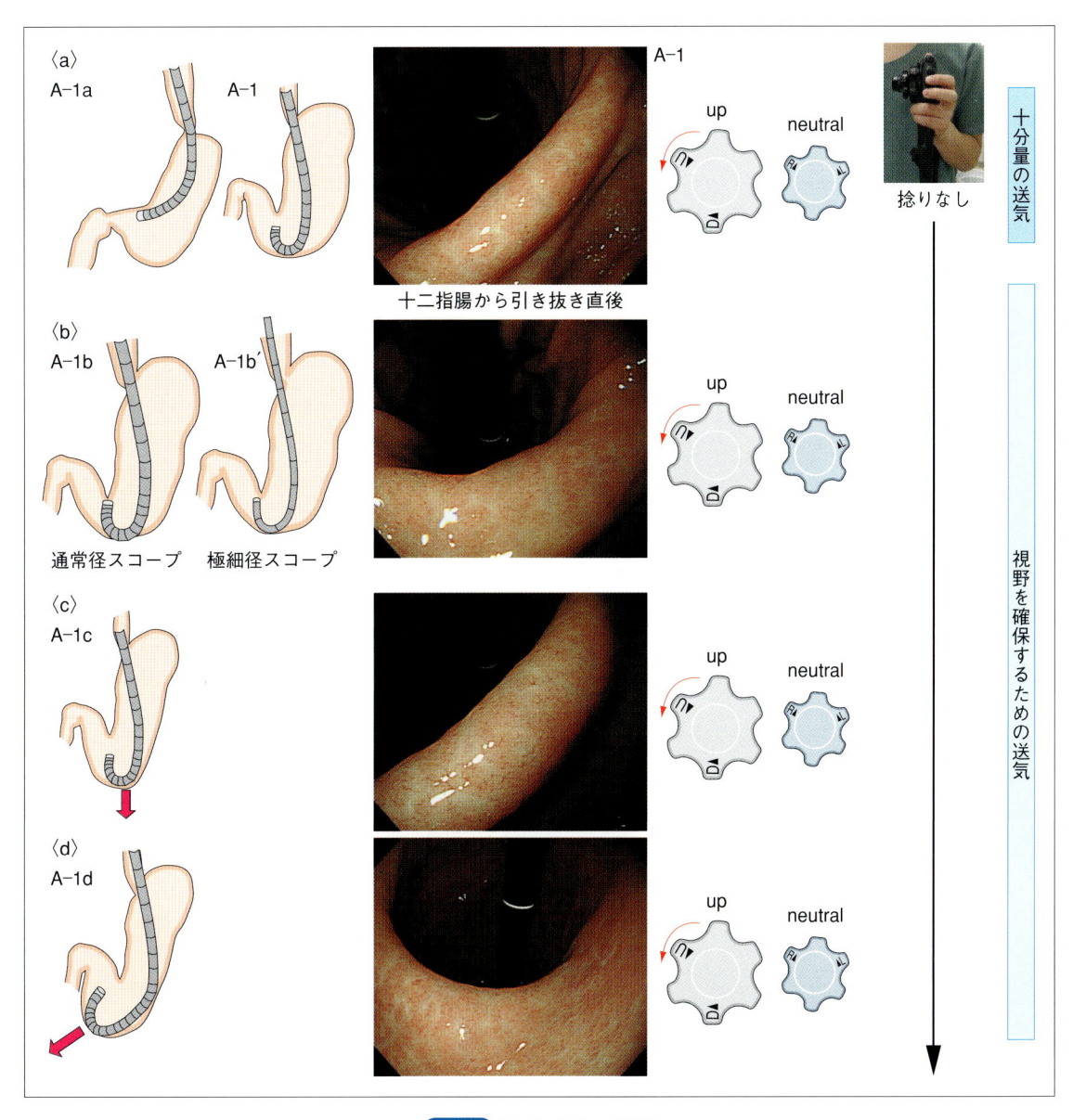

図29 胃角小弯の観察

a：十二指腸から胃にスコープを引き抜くと，スコープ先端が角部で宙に浮いたような位置に戻ってしまうことが多い（A-1a）．この場合，再度スコープを前庭部から幽門方向に up アングルをかけて進めると，胃角から前庭部大弯が伸展される．さらに強い up アングルをかけると胃角部小弯が正面に観察できるようになる（A-1）．

b〜d：通常径スコープを用いると，胃角の小弯と大弯の距離が短い症例ではスコープ先端が胃角部小弯粘膜に接近または接触して十分観察できない場合がある（A-1b）．この場合対処法は，①送気量を増やして胃角の小弯と大弯の距離を広げる（A-1），②スコープを再度押して角部から前庭部大弯をさらに伸展させる（A-1c），③上記両方でも角部小弯の視野がとれない場合にはさらにスコープを挿入して角裏を観察するような視野を得る（A-1d），の3通りである．

⑥ 胃体部の内視鏡反転による観察（図30，31）

　　胃体部は病変が多く，また見落としが発生しやすい部位であり，内視鏡観察は順行性と反転の双方で多重的に行う必要がある．とくに胃体部後壁と体上部小弯はいずれの観察法でも接線方向となるため見落としが発生しやすい．胃体部後壁は反転観察するとスコープの陰となりやすい反面，アングル操作とスコープの捻りをうまく使うと順行性観察よりも正面や接線方向など，多重的に観察が可能である．反転観察は内視鏡初心者と経験者でもっとも大きな差が出やすく，内視鏡観察の上達の一つのポイントといえる．

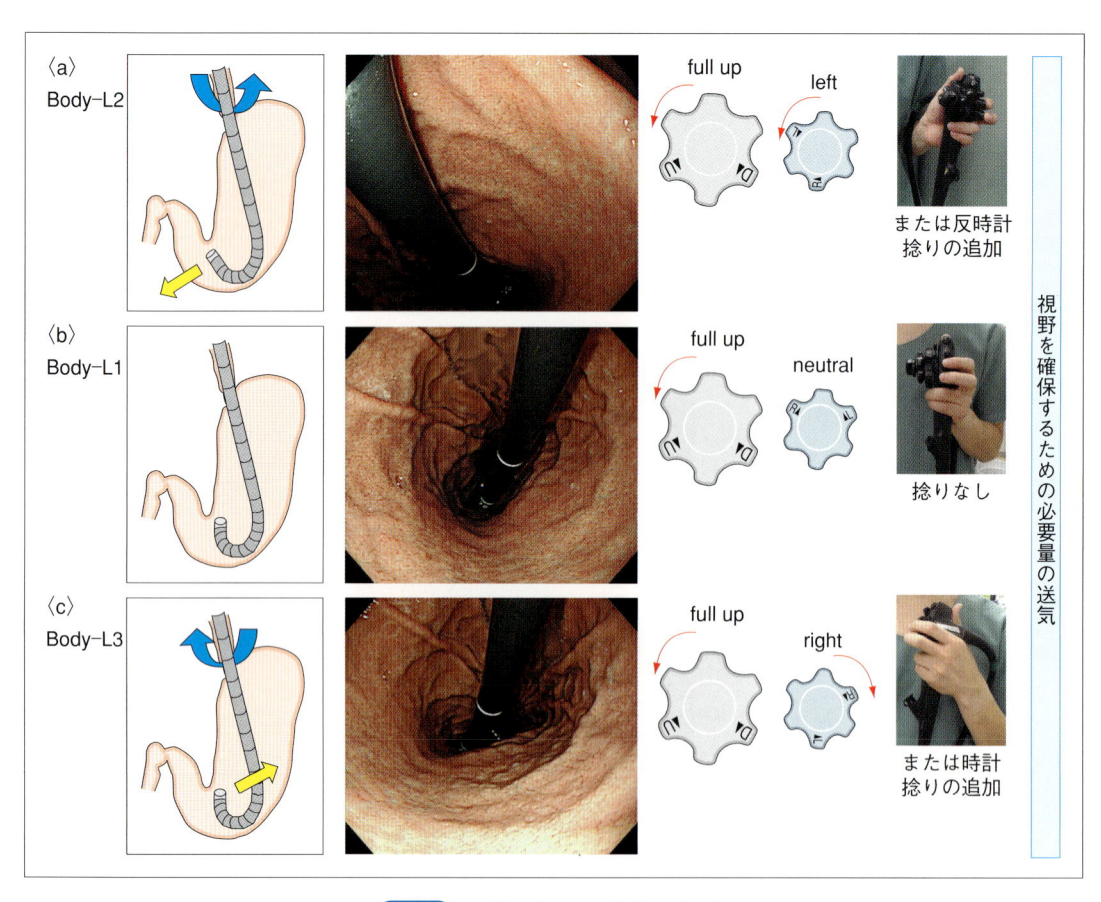

図30 胃体下部から中部の観察

a，b：胃角部観察を行った後，胃角小弯と十分な距離がとれている場合には単純にスコープを少し引いてくると Body-L1 のような胃体下部小弯を中心とした視野となる．胃角小弯との距離が近いために単純にスコープを引くだけでは胃角を越えられない場合には，スコープを反時計捻り（左アングルを追加する場合もある）にしながらスコープを引いてくると胃体下部の視野が確保できる．同部で反時計捻りをしながら左アングルにすると Body-L2 のように，胃体下部が正面視に近い角度に見えてくる．

c：一方，Body-L1 の状態から逆に右アングルまたは時計捻りを行うと胃体下部が接線方向に近い角度で見えてくる（Body-L3）．一般に接線方向での観察は影が発生しやすくこのためわずかな病変の凹凸は強調され，一方わずかな色調の変化は光量が十分となる正面視のほうが判断しやすい．このような特性を考慮しながら，多重的な観察を行う．

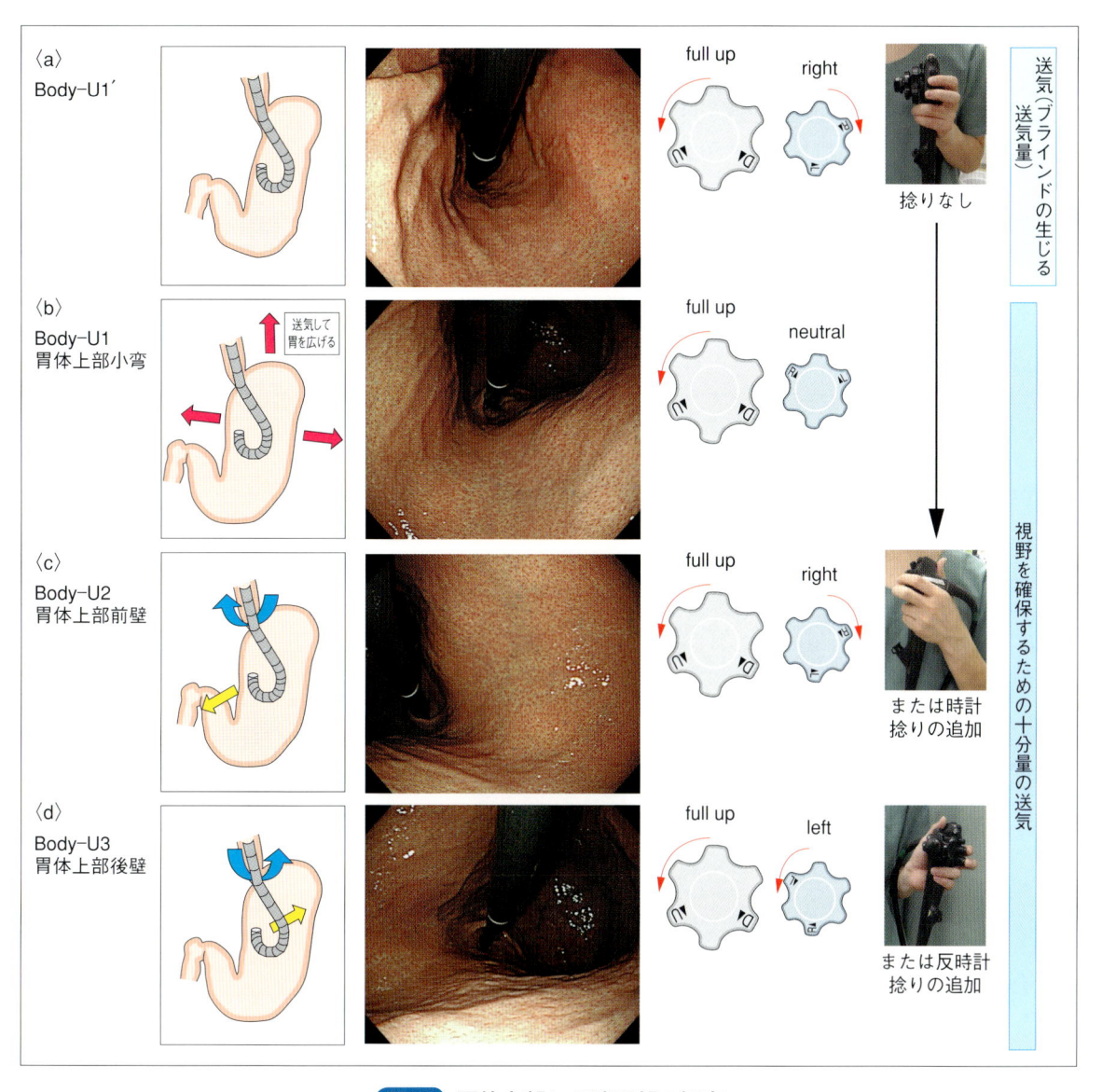

図31 胃体上部から噴門部の観察

a, b：空気量が不十分なために胃体部の拡張が不十分だとブラインドが発生しやすい．とくに胃体上部から噴門部では空気量が少ないと小弯の観察ができないので，空気量を調節しながら内視鏡観察を行う（Body-U1，U1′）．

c, d：ブラインドをなくすために左右アングルやスコープの捻りを用いて前壁や後壁を多重的に観察する必要がある（Body-U2，U3）．

❼ 穹窿部の内視鏡反転による観察

スコープを引き抜きながら胃体上部を観察した後，肘関節の回転による前腕の抱え込み操作を用いてスコープを180度時計回りに捻る（**図 32**）とスコープは

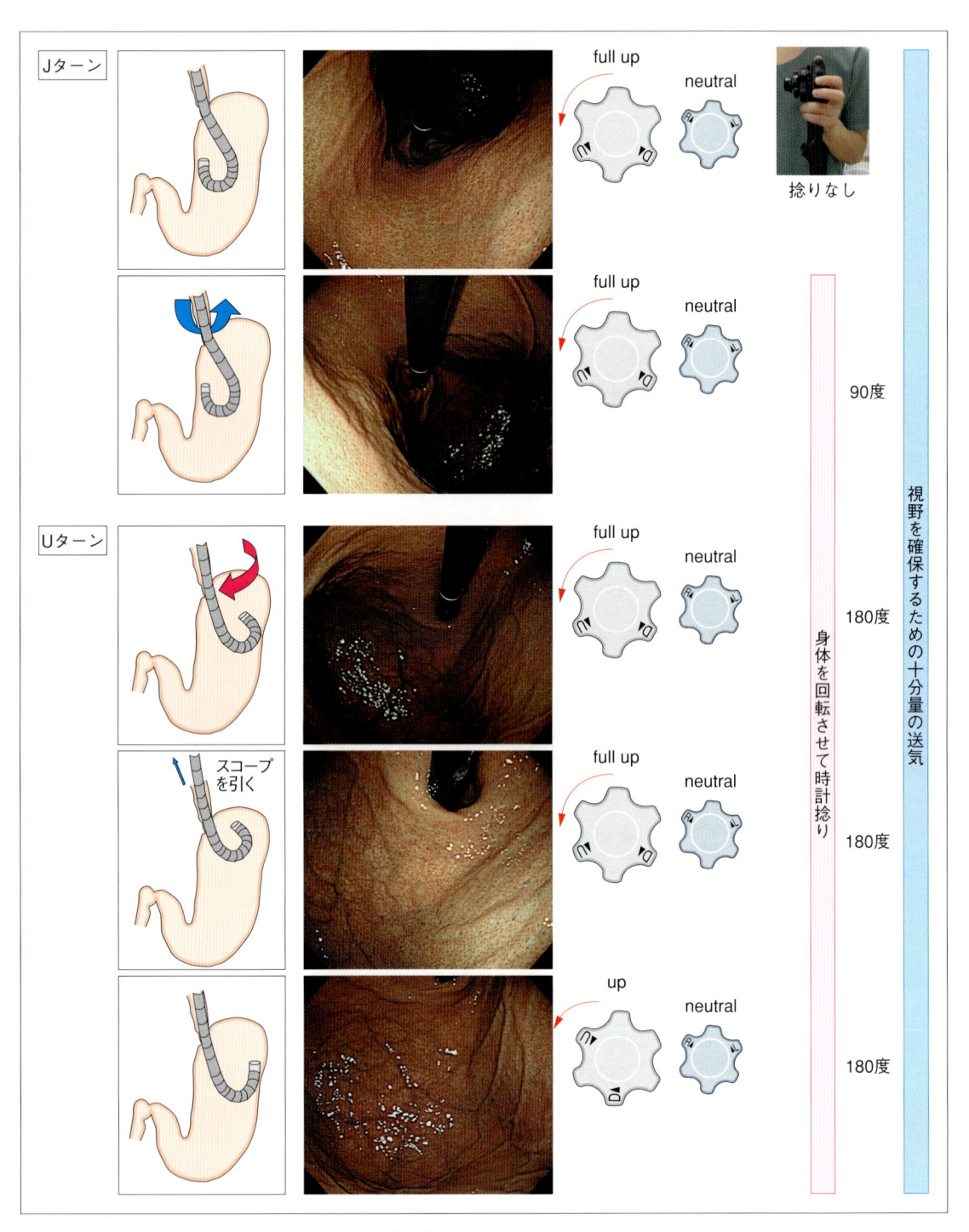

図 32 穹窿部の観察

Uターンの状態となり，穹窿部が見えてくる．通常，穹窿部には粘液湖といわれるように胃液が貯留しているため，見落としを防ぐためには貯留した胃液を十分吸引する必要がある．胃液を吸引する際，粘膜を一緒に吸引しないように操作する必要があり，吸引口のある位置をイメージして吸引操作をするとよい．

Uターンの状態で，図30のようにさらに捻りを変化させたり，アングルを調整すると穹窿部の前後壁や大弯を観察できる．

⑧ 胃体上部大弯の観察（図33）

穹窿部のUターン観察が終了したら，Jターンに戻してスコープを挿入し胃体下部まで進め，up アングルを neutral に戻し順行性観察に戻す．そのうえで，ス

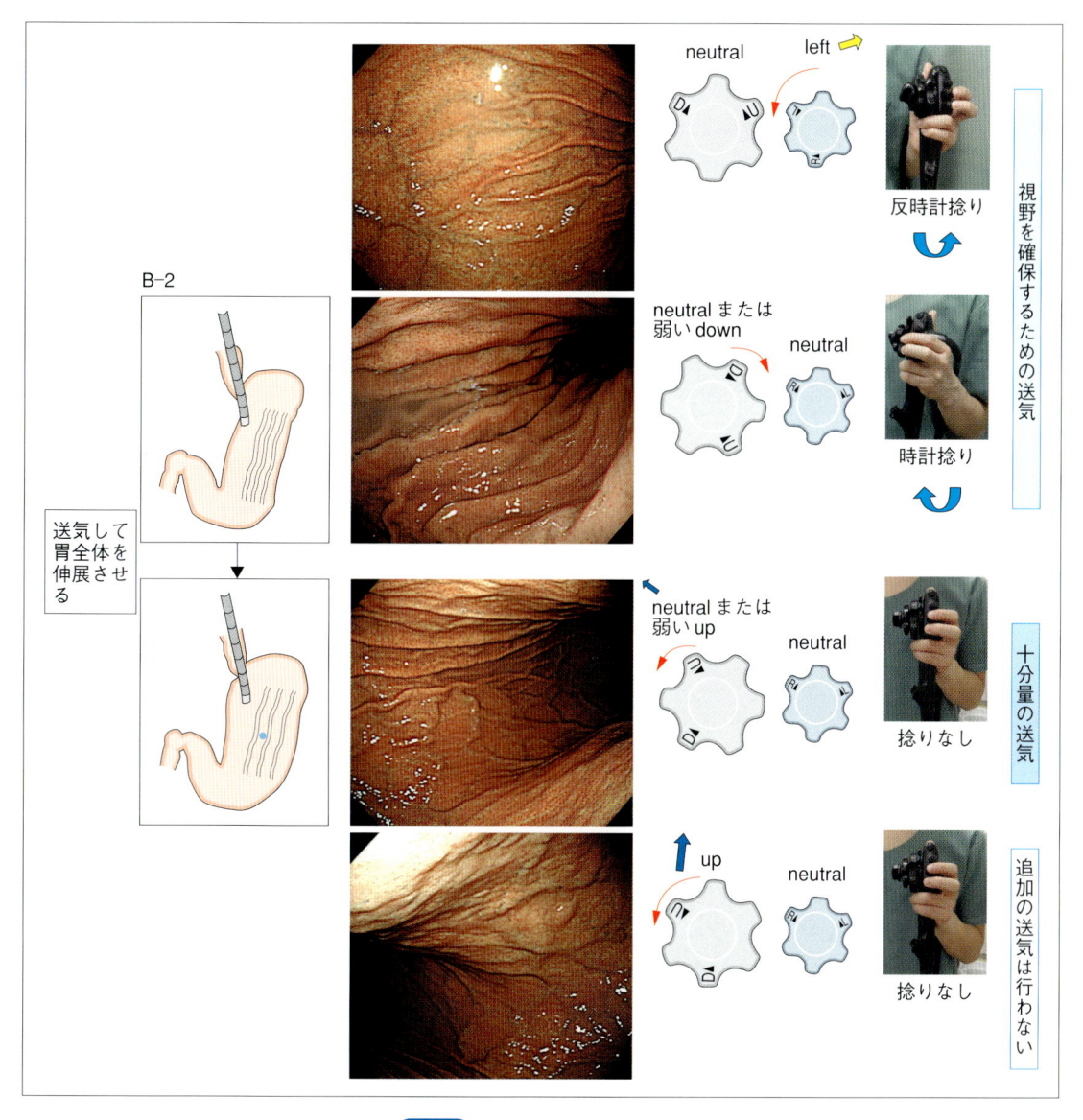

図33 胃体上部大弯の観察

コープを引き抜きながら胃体部観察を行う．とくに少量の送気（バリエーションA）で胃から十二指腸挿入した場合には，胃体部の順行性観察を十分行う必要がある．さらに噴門近傍までスコープを引いた時点で胃体上部から中部の大弯の観察を行う．この際，送気を行って大弯ひだを伸展させて見逃しを回避する．さらにスコープを引き抜いて噴門ぎりぎりまでもってきた段階で，スコープを反時計捻りしながら左アングルを使うと穹窿部大弯が正面視できる．反対に，スコープを時計捻りにしながら右アングルをかけると胃体上部から穹窿部後壁のいわゆる分水嶺が見えてくる．

　日本消化器内視鏡学会からもスクリーニング検査マニュアル[4]が出版されている．挿入・観察法にはさまざまな方法があり，参考にされるとよい．

文　献

1) Muto M, Minahashi K, Yano T, et al：Early detection of superficial squamous cell carcinoma in the head and neck region and esophagus by Narrow Band Imaging：a multicenter randomized controlled trial. J Clin Oncol　2010；28：1566-1572

2) Toyoizumi H, Kaise M, Arakawa H, et al：Ultrathin endoscopy versus high-resolution endoscopy for diagnosing superficial gastric neoplasia：a prospective comparative study. Gastrointest Endosc　2009；70：240-245

3) Kato M, Kaise M, Yonezawa J, et al：Autofluorescence endoscopy versus conventional white light endoscopy for the detection of superficial gastric neoplasia：a prospective comparative study. Endoscopy　2007；39：937-941

4) 日本消化器内視鏡学会 監：上部消化管内視鏡スクリーニング検査マニュアル．医学図書出版，東京，2017

（貝瀬　満）

2. 経鼻内視鏡の挿入法および観察法

I　経鼻内視鏡の前処置・鼻腔内挿入

Point
- 鼻腔内の解剖を理解すること
- 硝酸ナファゾリンによる鼻腔開大
- 鼻腔内では，スコープの左右の回旋操作が重要
- 基本的に患者の体位・スコープの持ち方が重要

① 鼻腔内解剖

　鼻腔は鼻中隔により左右に仕切られている．左右の鼻腔のうち外側（鼻中隔対側）には鼻腔内の加温・加湿および表面積を増やすために，最上鼻甲介，上鼻甲介，中鼻甲介，下鼻甲介がある（**図1b**）．それぞれの甲介の側壁側との間の通路を最上，上，中，下鼻道と呼ぶ．さらに各鼻甲介の正中側と鼻中隔の間の共通の通路を総鼻道と呼ぶ．

　一方，正中側（鼻中隔側）には，前篩骨動脈，中隔後鼻動脈，大口蓋動脈，上唇動脈が吻合し粘膜内に密な血管網をつくるキーゼルバッハ部位がある．粘膜の軽い損傷でも鼻出血を起こすので注意を有する（**図1a**）．

② 経鼻内視鏡検査の前処置法

1）問　　診

　最初に，問診を行う．通常の内視鏡検査と同様の問診形式でよいが，鼻腔内の麻酔にリドカイン（キシロカイン®）を使用するので，リドカインのアレルギーの有無は厳重にチェックする必要がある．さらに経鼻的挿入できない場合もあること，状況により経口内視鏡検査に変更することもあること，検査後鼻出血の可能性もあることなどのインフォームド・コンセントも行う必要がある．

2）ガスコン，プロナーゼの内服

　胃内の粘液および泡を消失させる目的にてジメチルポリシロキサン（ガスコン®）100 mg＋プロナーゼ（プロナーゼ MS®，ガスチーム®）20,000 単位＋重曹1 g を水 80 ml に溶解し内服する．経鼻内視鏡では，通常の経口内視鏡に比べ，胃内の粘液などを洗浄することに時間がかかる（鉗子孔が小さいため，送水・吸引に時間がかかる）ため少しでも胃がきれいであれば検査時間が少なくてすむ．また，プロナーゼが含まれた胃液を吸引する際にレンズ面がきれいになる効果も期待できる．

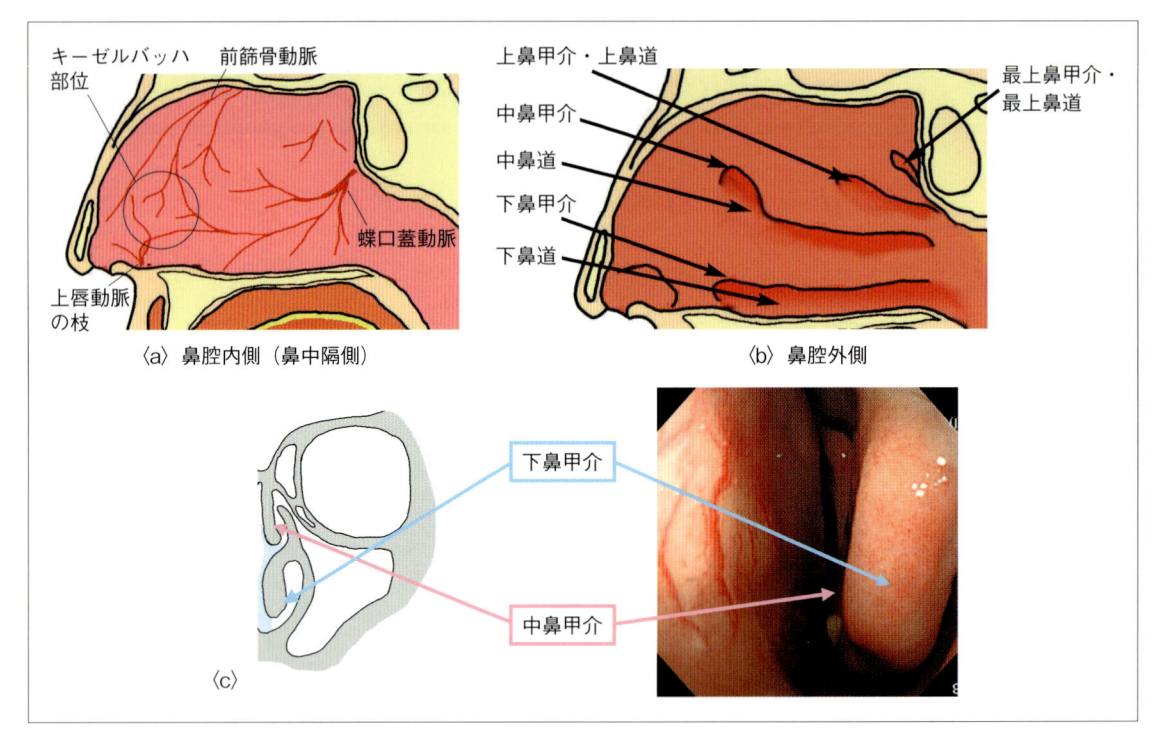

〈a〉鼻腔内側（鼻中隔側）

キーゼルバッハ部位　前篩骨動脈　上唇動脈の枝　蝶口蓋動脈

〈b〉鼻腔外側

上鼻甲介・上鼻道　中鼻甲介　中鼻道　下鼻甲介　下鼻道　最上鼻甲介・最上鼻道

下鼻甲介　中鼻甲介

〈c〉

図1　鼻腔の解剖

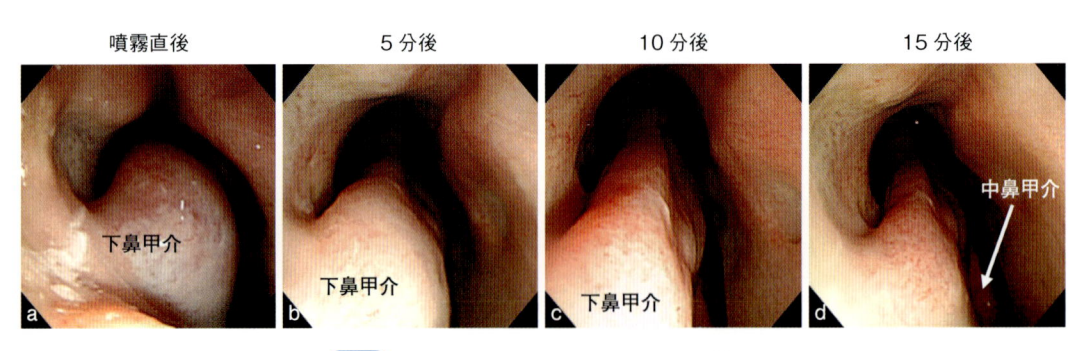

噴霧直後　　　　5分後　　　　10分後　　　　15分後

下鼻甲介　下鼻甲介　下鼻甲介　中鼻甲介

a　b　c　d

図2　プリビナの鼻腔粘膜に及ぼす効果

3）プリビナの噴霧

　内視鏡が通過する鼻腔内の血管収縮および粘膜浮腫の改善目的にて 0.05％硝酸ナファゾリン（プリビナ®）を噴霧（あるいは点鼻）する．これは，左右の鼻腔内に行う．噴霧後に鼻を吸ってもらうとよい．プリビナでなく塩酸トラマゾリン（「AFP」）でも問題ない．

　プリビナの経時的変化を図2に示す．噴霧直後では下鼻甲介を中心とした粘膜の浮腫を認めるが（**図2a**），5分後には下鼻甲介の浮腫は改善し，下鼻甲介ルート・総鼻道は広がっている（**図2b**），10分，15分後はさらに下鼻甲介の浮腫は改善し，中鼻甲介および中鼻甲介ルートを容易に観察することが可能となっている（**図2c, d**）．

　鼻腔内が広がるため，スコープを安全に進めるうえでもプリビナの前処置は重要と思われる．さらに内腔が広がるため次の項目で示すリドカインスプレーによる麻酔も鼻腔内の奥まで届くようになる．またスコープ通過時の出血予防，リドカインの粘膜吸収を緩やかにする効果もある．発現時間15分以内，持続時間は2時間程度と思われる．したがって鼻腔の麻酔はプリビナ投与15分以上経過してからが効果的である．

❸ 鼻腔内麻酔方法

　鼻腔内麻酔は大きく分けてスプレー法とスティック法がある（**図3**）．

1）スプレー法

　4％キシロカイン溶液をジャクソン式スプレー（最近はディスポタイプも市販されている）を用いて左右の鼻に1回ずつ軽く噴霧する．奥に入れすぎると先に示した鼻中隔のキーゼルバッハ部位に先端が当たり出血する可能性があるので注意する．噴霧の際，念のため息を止めてもらい，気管支に溶液が入らないように注意する．

　再度5分後に4％キシロカイン溶液を1回ずつ左右の鼻にしっかり噴霧する．

2）スティック法

　患者に鼻の通過の良いほうを聞き，一方の鼻腔のみに2％塩酸キシロカインビスカス4 mlを鼻腔内に注入する．さらに同鼻腔にまず14 Frスティックに2％塩酸キシロカインゼリーを塗布しさらに8％塩酸キシロカインスプレーを噴霧し挿入する．スティックを抜去したのち，再度18 Frのスティックに同様の処置をして挿入する2ステップ法が行われているが，最近はスティックの先端が16 Fr，中央部から18 Frにテーパリングされて，1本のスティック法も行われている．スティックを中鼻甲介ルートあるいは下鼻甲介ルートのいずれかに挿入することになる．ブラインド操作にて行うため慎重に行う必要がある．

　まず中鼻甲介ルートに入れる場合，**図4a**に示すように中鼻甲介は，鼻孔より頭側に約30度から45度に位置するため，スティックを前鼻孔より正中よりやや外側に，顔面に対して約30度頭側にゆっくり挿入する．下鼻甲介ルートに入れ

	スプレー法	スティック法
	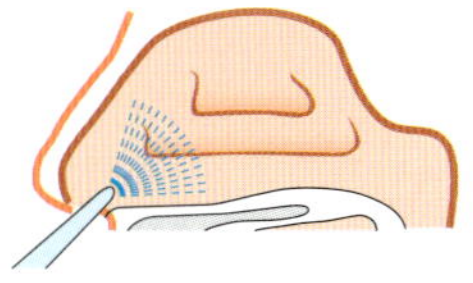	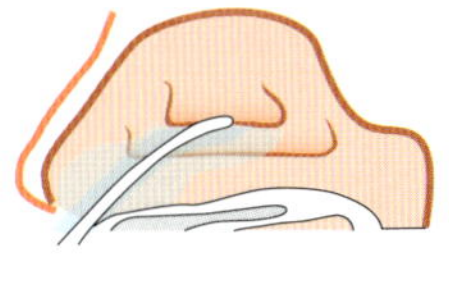
メリット	• 手技が簡単 • 両側鼻腔が同時に麻酔可能	• 麻酔効果が強い
デメリット	• 麻酔効果が弱い	• 手技が複雑 • 片側鼻腔のみ麻酔可能

図3 鼻腔内麻酔方法

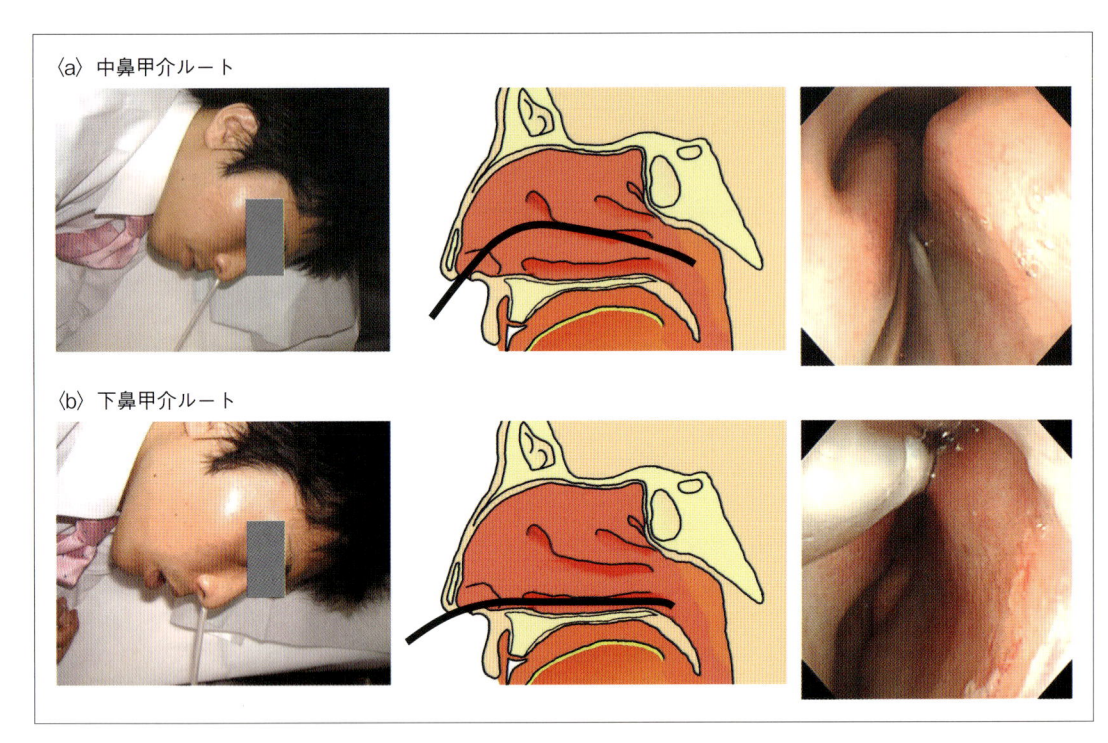

〈a〉中鼻甲介ルート

〈b〉下鼻甲介ルート

図4 スティック法による挿入ルート別の画像

る場合，**図4b**に示すように下鼻甲介は鼻孔とほぼ同じ高さに位置するため，スティックを前鼻孔より正中に沿って，顔面に対してほぼ垂直に挿入する．

　スプレー法とスティック法の違いをまとめた（図3）．スプレー法は手技が簡単であり，看護師でも可能であるが，鼻腔が狭い場合などは効果が弱い．一方スティック法は操作がやや煩雑なため，看護師が行う場合はスキルを必要とする．しかし麻酔効果は高く確実な麻酔方法ではある．スティックは片側の一つの鼻腔（たとえば中鼻甲介ルート）のみに入れるため，同側の下鼻甲介ルートおよび反対側の中鼻甲介・下鼻甲介ルートへ内視鏡を再挿入する際は初めから麻酔をやり直す必要がある．

　著者は原則スプレー法で鼻腔の麻酔を行うことが多いが，前回の経鼻内視鏡で鼻の痛みがあった場合，あるいはスコープ挿入時に鼻腔の痛みを訴える場合は，スプレー法による鼻腔の麻酔の後に，スティックに2％塩酸キシロカインゼリーを塗布しさらに8％塩酸キシロカインスプレーを噴霧し挿入し麻酔を追加している．

④ 咽頭麻酔

　最後に経口的に，必要に応じて8％塩酸キシロカインスプレーを1回噴霧して咽頭麻酔を行う．ただし，高齢者においては省く場合もある．

> **P**oint　リドカイン投与量
> - 鼻腔の麻酔にキシロカインを使用するので過剰投与には十分注意する必要がある．当院で行っている前処置法の場合，鼻腔内の麻酔に4％キシロカインを左右の鼻腔に軽く1回ずつ噴霧（0.5 ml），5分後に再度4％塩酸キシロカイン溶液を左右の鼻腔1回ずつ噴霧（1 ml）とtotalで1.5 ml（キシロカイン量60 mg），さらに咽頭麻酔に2％キシロカイン3 ml（キシロカイン量60 mg）であり，キシロカインの総投与量は120 mgとなる．キシロカイン投与総量200 mg以上は過剰投与となるため，注意を要する．

❺ スコープの持ち方

1）スコープ操作部の持ち方

操作部とは，スコープのアングルノブや吸引ボタン，送気・送水ボタン，フリーズ・レリースボタンなどがある部位を指す．操作部は左手で把握し，左指手でこれらの装置を操作する．まずone finger法では第3，4，5指と手掌で操作部をしっかり把握する．第1指は上下・左右アングルとレリースボタンを操作する．第2指でフリーズボタン，吸引ボタン，送気・送水ボタンを操作する．一方，two finger法では第4，5指と手掌で操作部をしっかり把握する．第1指は上下・左右アングルとレリースボタンを操作する．第2指でフリーズボタン吸引ボタン，第3指で送気・送水ボタンを操作することもある．後者は吸引と送気を同時に操作できることから，吸引による赤いキスマーク様の変化の予防になるといわれている．ちなみに著者はone finger法で行っている．

2）スコープ先端の持ち方

スコープは，経口内視鏡の場合は先端から20〜30 cmのあたりを右手で軽く把握する．これは切歯から食道入口部まで20 cm前後であり，ここまではなるべく右手の位置を持ち替えずに連続して挿入するためである．一方経鼻挿入では，鼻腔という小さな孔にスコープをまず挿入するため，先端から10〜15 cmのあたりを右手で軽く把握する．そして先端が後鼻孔付近に達したら，再度先端から20〜30 cmのあたりに持ち直す．把持方法には，シェイクハンド型（握手に似た持ち方）とペンホルダー型（ペンで書くような持ち方）がある．どちらの持ち方でも良いが，スコープ先端部の抵抗感を敏感に感知できるようにソフトに把持することが重要である．

3）スコープ全体の持ち方

スコープは先端部から操作部に至るまでなるべく直線的に保持し，ねじれやたわみ屈曲を作らないように心がける．そうすることにより手元の操作トルクが，先端部に伝わりやすい．また左手操作部は，胸の高さに置き，身体に固定するとバランスがとりやすい．

また挿入時・操作時の基本的な心構えとして，内視鏡画面ばかりに気をとられず，受診者の顔がのけぞったり，顎を引きすぎたりしていないか確認することが重要である．

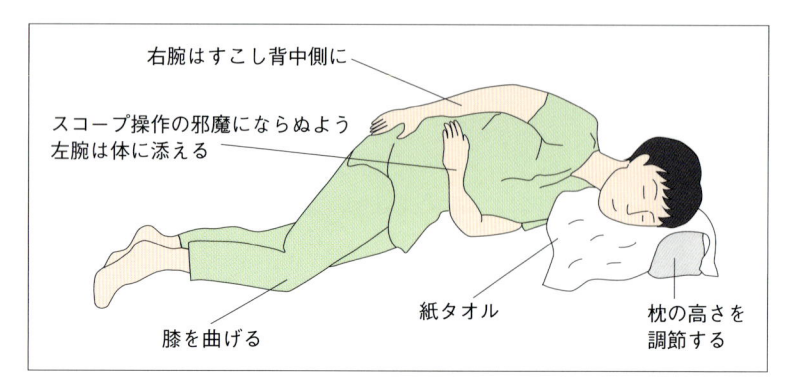

右腕はすこし背中側に

スコープ操作の邪魔にならぬよう
左腕は体に添える

膝を曲げる

紙タオル

枕の高さを
調節する

図5　経鼻内視鏡検査の体位

❻ 患者の体位

体の向きは，左側臥位として，両肩を結ぶ線は検査台面と垂直にする．枕の高さも重要であり，頭頸部と軀幹を結ぶ線も一直線状になるように枕の高さを調節する．さらに首が左右にねじれないようにし，顔の向きをわずかに左下に向けて，唾液を垂れ流しやすくする．顎の位置は，少し前屈気味にして，顎を軽く前に突き出した状態が良い．この状態では，上部頸椎は軽度伸展し，下部頸椎はやや屈曲し，これにより下咽頭から食道入口部および頸部食道までほぼ一直線になりスコープ挿入に適している．四肢は，左下肢は軽く伸展させ，右下肢は膝関節を屈曲させて，左下肢の前方で検査台に乗せるようにする．右上肢は伸展させて右の腰の上に軽くのせ，左上肢はスコープの操作の邪魔にならないように腹部に添えるようにする（**図5**）．

❼ 鼻腔通過方法

内視鏡画像は，上下左右が反転して見えている．（**図1 c**）．まず鼻腔に挿入するが，左右のいずれの鼻腔に挿入するかは，とくに決まりはない．問診などにて患者の鼻が通りやすい側あるいは施行医がやりやすい側を参考にして決める．著者は原則左の鼻腔から挿入する．

次に鼻腔ルートの選択として，挿入は中鼻甲介ルート，下鼻甲介ルートがある．いずれのルートを選択してもかまわないが，後鼻孔から上咽頭に進む場合では，下鼻甲介ルートは鼻腔内から上咽頭へ抜ける部分で屈曲の角度が強く，同部位の痛みを訴えることがあるため，中鼻甲介ルートを選択している．

1）中鼻甲介ルート

中鼻甲介ルートの通過方法を示す（**図6, 7**）．上段が内視鏡所見，下段は鼻腔内のスコープの位置を示している．鼻毛を通過し，鼻腔内に入ると，正面（やや左前方）に見えるのは，下鼻甲介である．中鼻甲介は画面下方向にわずかに見えることが多い．中鼻甲介を見つけたら，スコープを操作し，鼻中隔と下鼻甲介の間を抜け，画面上で中鼻甲介の真上に位置するようにスコープの位置を調節する．そのまま中鼻甲介の上方をすれすれにややアップアングルを掛けながら，ス

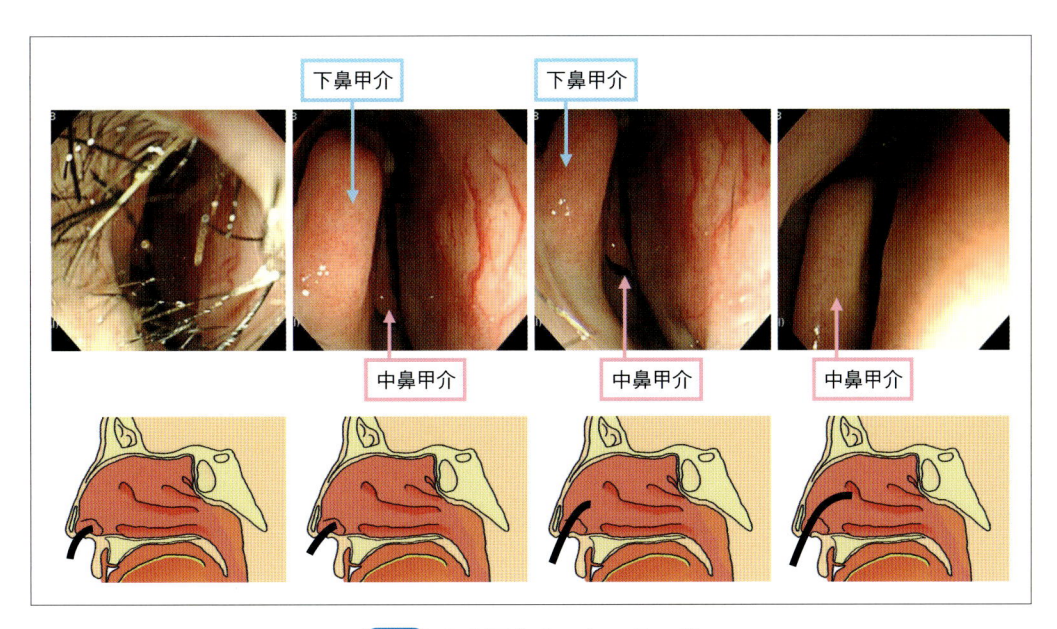

図6 中鼻甲介ルート：その①

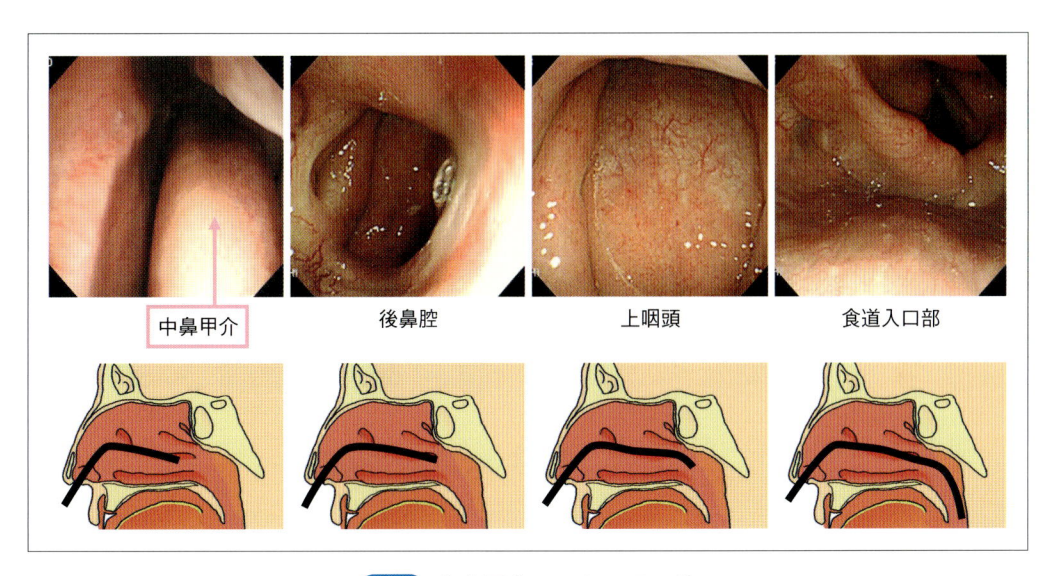

図7 中鼻甲介ルート：その②

コープを進めていく．上咽頭に抜ける．

2）下鼻甲介ルート

図8も上段が内視鏡所見，下段は鼻腔内のスコープの位置を示している．下鼻甲介はやや左前方大きくせり出して見える．下鼻甲介ルートは画面上，下鼻甲介上方のもっとも内腔の広い部分を探しゆっくりスコープを進めていき上咽頭に達する．このとき中鼻甲介ルート挿入と同様にスコープを左右に回旋しながら少しずつ広い部分を探して進め，上咽頭へ到達する．下鼻甲介と鼻腔下端のスペースへ挿入するため，スコープのアップアングルを強くかけ下鼻甲介下端にスコープ

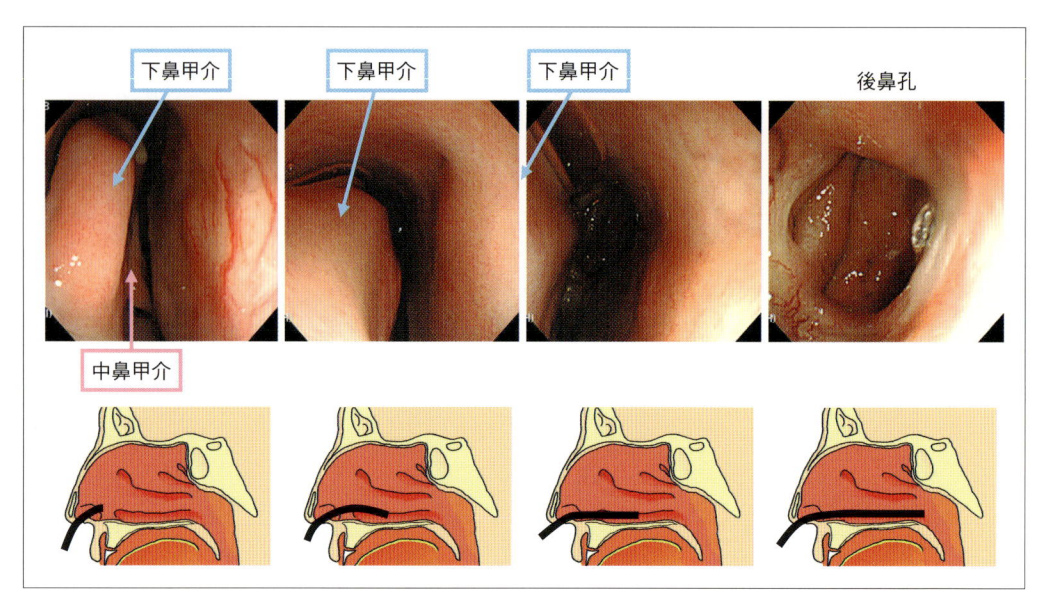

図8 下鼻甲介ルート

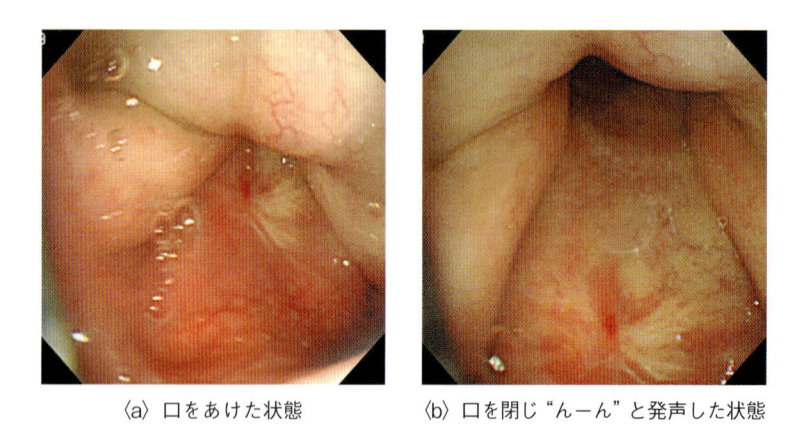

〈a〉口をあけた状態　　　〈b〉口を閉じ"んーん"と発声した状態

図9 上咽頭の内視鏡的変化

を置く．右側に広い部分があるため，その後そのまままっすぐスコープを進め，上咽頭に抜ける部分では，再度アップアングルをかける．

　鼻腔内は，決して直線でなく，蛇行していると考えてスコープを数回回旋しながら進めることが重要である．

8　上咽頭から食道入口部

　上咽頭にスコープ先端が挿入された後，スコープの軸を垂直方向に戻す．通常このままスコープにアップアングルをかけるだけで下咽頭に進めることができる．時々上咽頭が狭い場合があるが（**図9a**），このような場合は，患者が口をあけていることが多く，口を閉じ"んーん"と鼻から音を出すようにすると上咽頭が広がり，容易に通過可能となる（**図9b**）．

また，スコープの先端が中咽頭に挿入されているにもかかわらず，スコープを進めようとすると抵抗を感ずることがある．この場合スコープ先端硬性部と軟性部のつなぎ目が上咽頭の狭い部分（蛇行している部分）に当たっている可能性があるので，スコープを左右に回旋して抵抗のない方向にスコープを進めることが重要となる．

Ⅱ 経鼻内視鏡の食道挿入

> **P**oint
> - 咽頭・喉頭を含めた食道入口部付近を中心とした解剖
> - 食道と気管支の解剖的位置関係
> - 偶発症として裂傷，皮下気腫，経鼻内視鏡の鼻出血に注意する．

1 咽喉頭から食道入口部にかけての解剖学的位置

この部位は，耳鼻科領域であり，解剖的な位置および名称の把握を得意とする医師は少ないと思われる．しかし近年 Narrow Band Imaging（NBI），Blue LASER Imaging（BLI）などの画像強調観察の進化により消化器内視鏡医も中・下咽頭，喉頭領域の癌の診断・治療が可能となっており，少なくとも**図 10** に示す食道入口部付近の解剖的な名称を今後は知っておくべき知識と思われる．

気管支と食道の関係を**図 11** に示す．原則，食道は気管支の背側に位置している．しかしながら実際には食道入口部付近では，気管支による圧排により食道中央部は管腔が狭くなっていることが多く（図 11 左），左梨状窩から食道に入った場合は，スコープをやや左回転させることにより，広くなっている管腔が観察できる．

食道入口部を収縮させている上部食道括約筋はおもに輪状咽頭筋である．内視鏡挿入時の最大の抵抗となるが，この筋は随意的弛緩させることはできず，嚥下反射によってのみ弛緩させることが可能である．さらに梨状陥凹から食道入口部までは通常屈曲しているが，嚥下時は舌骨上筋群の収縮により，喉頭全体が上前方に移動し，この部分が直線化して，入口部も開大する（図 11 右）．

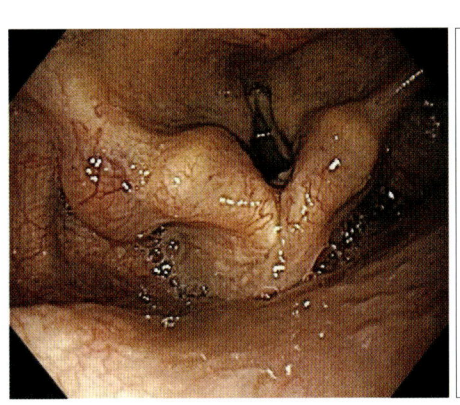
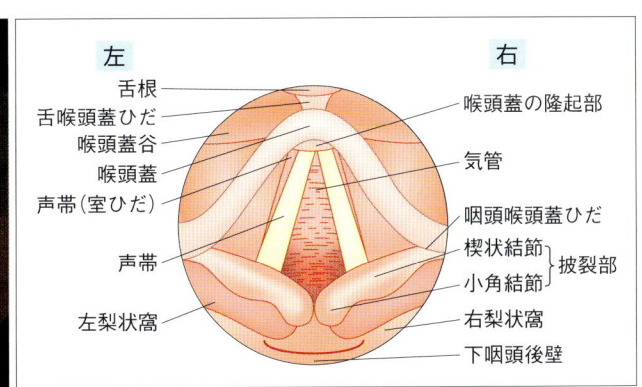

左　　　　　　　右

舌根 — 喉頭蓋の隆起部
舌喉頭蓋ひだ — 気管
喉頭蓋谷 — 咽頭喉頭蓋ひだ
喉頭蓋 — 楔状結節
声帯（室ひだ）— 小角結節（披裂部）
声帯 — 右梨状窩
左梨状窩 — 下咽頭後壁

図10 食道入口部付近の解剖

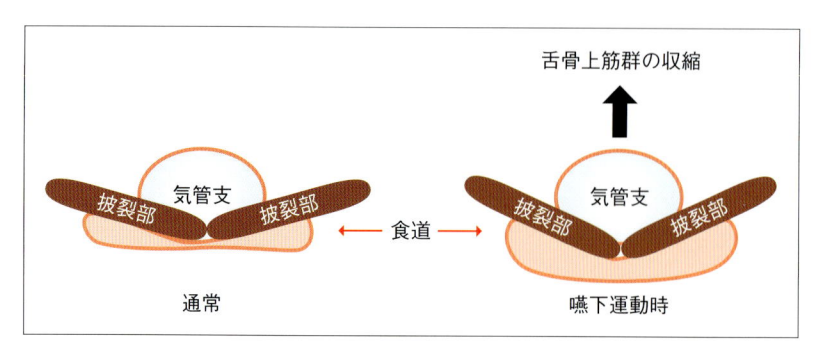

舌骨上筋群の収縮

披裂部　気管支　披裂部　　←食道→　　披裂部　気管支　披裂部

通常　　　　　　　　　　　嚥下運動時

図11 気管支と食道の関係

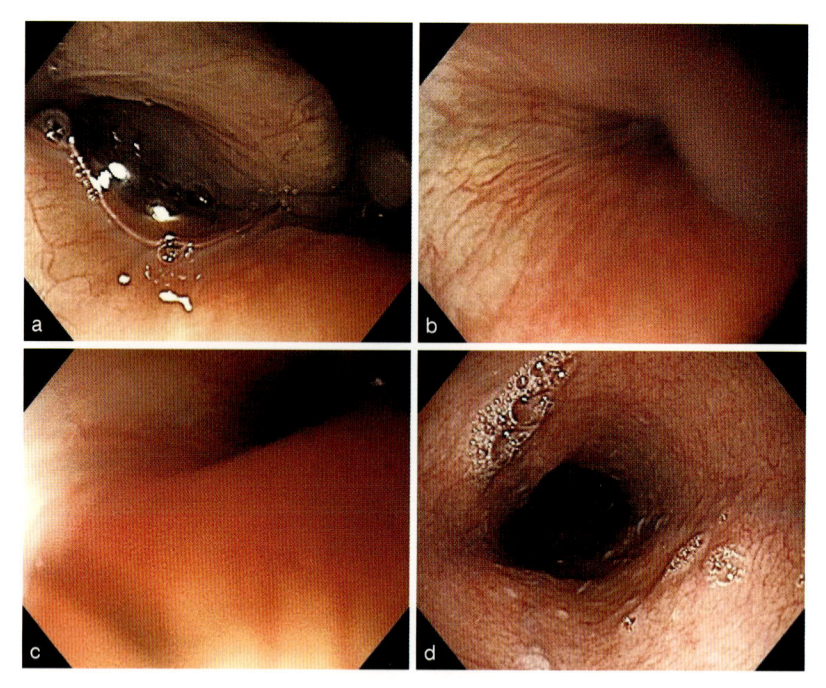

図12 経鼻内視鏡による撮影―食道入口部

② 実際の挿入方法

　後鼻孔から上咽頭，さらに進めると中咽頭が観察できる．次にアップアングルを解除しながら，咽頭後壁に沿って左梨状窩を目指して進める（図10）．先に示したように楔状結節のやや中央下方に食道入口部がある（**図12a**：実際に挿入時に入口部が見えているわけではない）．ここを一番慎重に行う．食道入口部にあるひだをかき分けるイメージでゆっくりスコープを進め（**図12b**），食道入口部にスコープを進めたら右手に少しトルクをかけて正中方向にやや下方に進め（**図12c**），食道に挿入する．そして入口部に挿入したら，先に述べたように食道入口部は気管支に圧排されているため，今度はやや左に回転させると管腔が見えることが多い（**図12d**）．

　右の鼻腔から挿入した場合でも左梨状窩から挿入しても問題ない．経口内視鏡

よりは挿入しやすく，スコープを食道入口部に進めたところで，軽く嚥下させることにより比較的容易に挿入可能である．経鼻内視鏡では，マウスピースを使用していないため，受診者も容易に嚥下が可能である．

　一方鼻腔が狭く，経鼻挿入困難な場合は経口挿入に切り替える．口腔内の口蓋縫線に沿ってアップアングルをかけながら進めると口蓋垂が見えてくる．左右にスコープを操作して，口蓋垂を通過すると中咽頭が観察できる．その後は経鼻挿入と同様である．ただし経口挿入時はマウスピースを噛んでいるため開口しており，舌骨上筋群の収縮が不十分となり嚥下運動できないことが多い．このような場合には内視鏡挿入時にマウスピースはスコープ側に移動させ，スコープを噛まない程度に小幅に口を開けさせてスコープを嚥下運動とともに食道まで挿入した後に，マウスピースを噛ませる工夫もある．嚥下運動を利用して挿入する場合は，嚥下運動から一瞬遅れた（"ゴックン"の"クン"の）タイミングでスコープを挿入する．またベンゾジアゼピン系鎮静薬は輪状咽頭筋を弛緩させる作用を有するとされている．

　挿入前にスコープの向きとアップアングルの程度を把握していると操作が簡単になる．検査の準備をした患者の体外で口腔から咽頭に合わせ，スコープの軸を食道に合わせることも挿入のイメージアップにつながる．

　緊張が強い場合は，舌と軟口蓋が接触した状態になりやすく，咽頭腔が狭くなり観察しづらくなるので，口から吸気させる（スーとしてくださいと言う）と咽頭腔が開大することが多い．また高齢になり頸椎変形すると中下咽頭後壁に圧排所見を認めることが多くなるので注意する．

　日本消化器内視鏡学会の偶発症報告[1]によると，観察を目的とした上部消化管内視鏡検査の偶発症発生頻度は約 0.005 %，一方経鼻内視鏡では 0.024 % であるが，経鼻内視鏡では鼻出血がほとんどである．経口内視鏡では裂傷，皮下気腫などがあり食道挿入に伴うものも多く，先に述べた食道入口部の解剖学的特徴を十分把握し行うべきである．

Ⅲ　経鼻内視鏡による観察

> **P**oint
> - 通常径経口内視鏡と異なり，食道・胃・十二指腸の位置を変えずに観察できる．
> - 食道・胃・十二指腸では粘膜の洗浄．送気をしっかり行う．
> - 細径スコープの診断では，近接観察するとともに，可能なかぎり画像強調観察を併用する．
> - スコープの特性を生かした観察方法を用いる．

❶ 鼻腔・咽頭・喉頭領域

　スコープを挿入したら鼻腔，上・中・下咽頭および喉頭・声帯を観察し，病変があれば撮影する．たとえば**図 13**は，左鼻腔内鼻茸である．鼻茸はそのまま挿

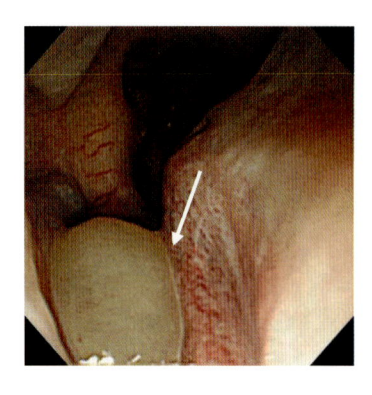

図13 **鼻腔**（GIF–XP260NS）
鼻茸が認められた．

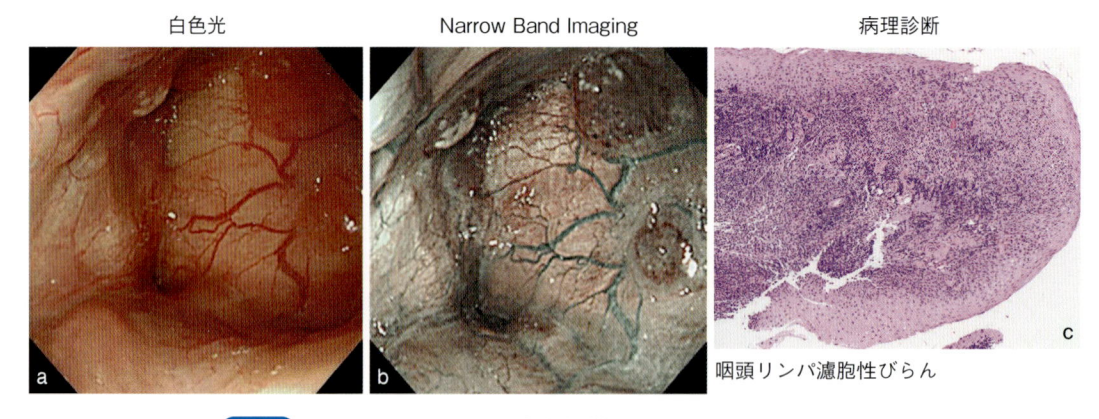

白色光　　　　　　Narrow Band Imaging　　　　　病理診断

咽頭リンパ濾胞性びらん

図14 **症例1：新型細径経鼻内視鏡による観察**（GIF–XP290N）

入して問題ないが，鼻閉の原因になるため挿入時に撮影し耳鼻科にコンサルトすべきである．咽頭は，嘔吐反射が少ないぶん，経口スコープより細径経鼻内視鏡のほうが観察は容易である．

　病変の発見に関しては，白色光では，発赤・退色・白色，隆起・陥凹などであるが，上咽頭・中咽頭では後壁以外の部位ではもともと臓器特有の凹凸があるため，形態のみでは初期の変化は観察が困難となる．また先に述べた，腫瘍性病変はNBI観察によりbrownish area（BA）として認識可能である．ただし咽頭はリンパ濾胞が発達しており，炎症もBAとして認識されてしまう．咽頭領域では，炎症性疾患が多く，BAの存在だけでは腫瘍性病変を診断できない．したがって質的診断には，IPCL（上皮乳頭内毛細血管ループ）の変化が観察可能であるスコープを用いないと診断は困難である．

　細径経鼻内視鏡のうち新型のGIF–XP290Nでは，NBI併用近接観察にてIPCLの変化を観察することが可能であり，質的診断が一部可能な症例がある．

　【症例1】 70歳代，女性．萎縮性胃炎にて *H. pylori* 除菌後経過観察の上部消化管内視鏡を1回/年の割合で行っている．白色光観察にて右梨状陥凹に扁平な発赤病変を認めた（**図14a**）．NBI観察にてBAを呈しており，近接観察を行うと隆起部にIPCLの変化は認められず（**図14b**），生検にてもリンパ濾胞を伴う炎

白色光   Narrow Band Imaging   病理診断

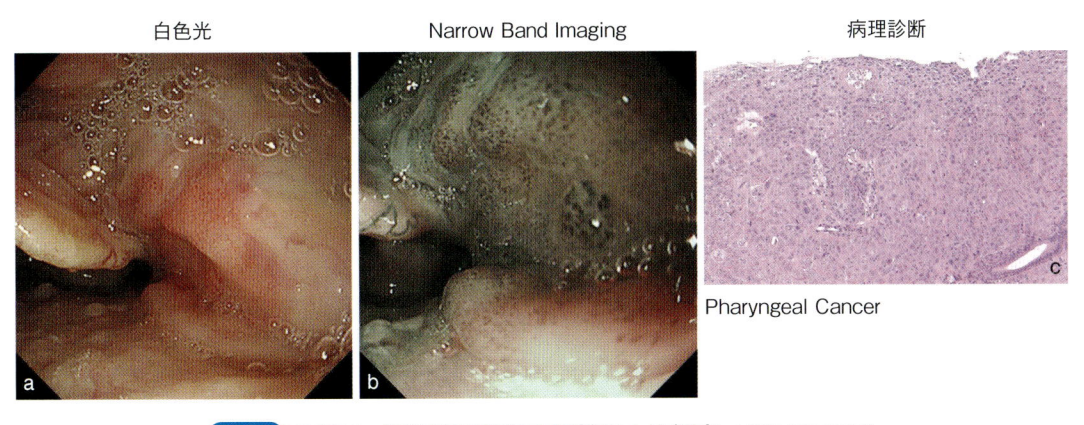

Pharyngeal Cancer

図15 症例2：新型細径経鼻内視鏡による観察（GIF-XP290N）

症であった（**図14 c**）．

【**症例2**】40歳代，女性．咽頭部違和感にて耳鼻科受診．食道を含めて上部消化管精査にて上部消化管内視鏡を施行した．白色光観察にて中咽頭から下咽頭まで広がる広範囲な発赤病変を認めた（**図15 a**）．この病変でも白色光観察では癌の診断は困難である．ただしNBI観察では発赤部はBAとして認識できるとともにIPCLの異常と思われるドット状血管を認めた（**図15 b**）．生検でも扁平上皮癌であった（**図15 c**）．高度進行咽喉癌であり，化学・放射線治療を行っている．

以上，Mutoらが報告[2]しているように，咽頭の診断にもNBIが白色光より勝る．咽頭癌の診断には，白色光診断のみでは困難な症例が多く，NBI併用が必須であり，かつ経鼻スコープの場合IPCLの変化を観察できるGIF-XP290N，経口スコープでは観察自体が困難であるが，ハイビジョン内視鏡あるいは拡大機能を装備したスコープが必要となる．

❷ 食　道

細径スコープのシャフト反発力が低いため（いわゆる"こし"がない），スコープを管腔の中心に保ちにくい．ゆっくりとスコープを進め，管腔の中心になるように上下・左右アングルの操作が必要となる．スコープを食道に挿入したら，上部食道（**図16 a**），中部食道（**図16 b**），食道胃接合部（**図16 c**）を基本として撮影する．食道挿入時観察は白色光，抜去時観察はNBI&BLIとされているが，経鼻では抜去時に食道内に唾液が貯留し，観察不十分になる可能性があり，著者は挿入時からNBIあるいはBLIにて観察し，異常を認めたら白色光にて併用観察している．経鼻挿入の場合，患者は嚥下可能なため，嚥下に伴う蠕動運動が経口内視鏡に比べ多い．蠕動収縮時は，内視鏡画像がさらに悪くなるため，可能なかぎり唾液を吐き出すようにさせて，蠕動消失を待ってから観察する．さらに通常径経口内視鏡と比較すると粘膜の血管透見像の観察能がやや劣るため，可能なかぎりNBIなどの画像強調観察を行うとともに，血管透見像などの異常があれば，積極的にヨードによる色素散布を併用することが重要である．われわれは細径経鼻内視鏡において，この非拡大NBI併用観察の食道病変における有用性を

〈a〉上部食道　　　　　　　〈b〉中部食道　　　　　　〈c〉食道胃接合部

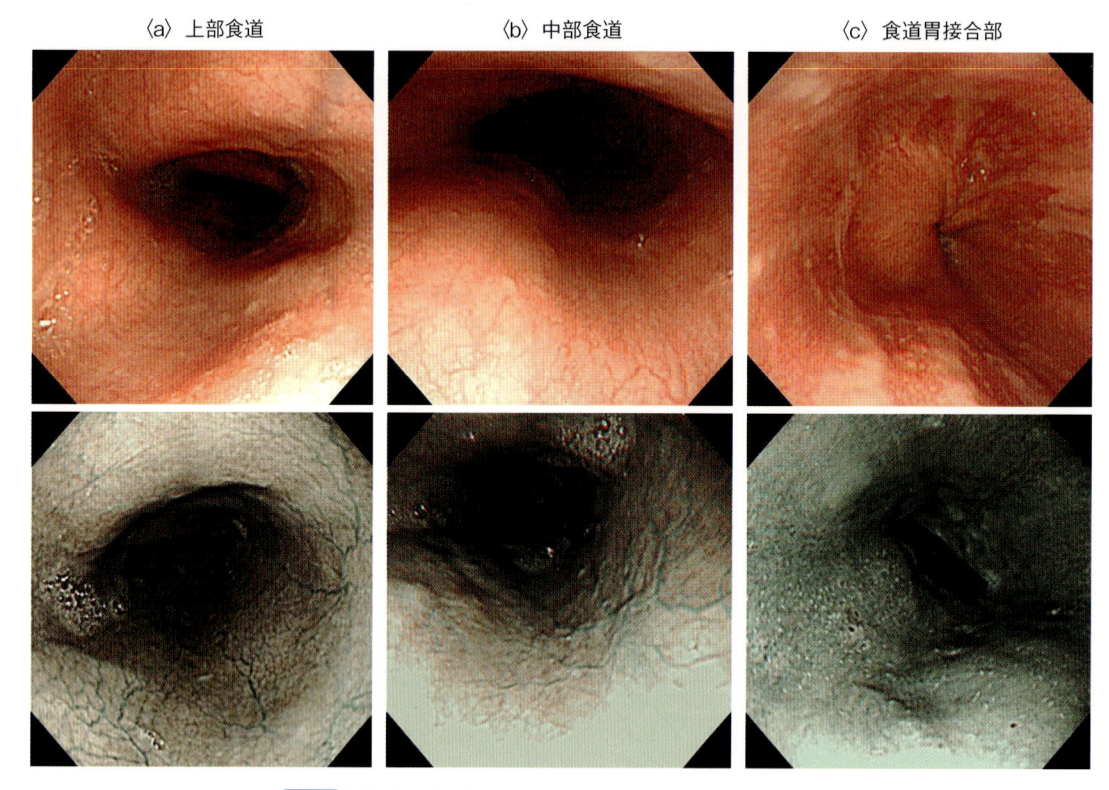

図16 経鼻内視鏡による撮影 ― 食道（GIF-XP260NS）

白色光　　　　　　　　　ヨード染色　　　　　　　　NBI 近接

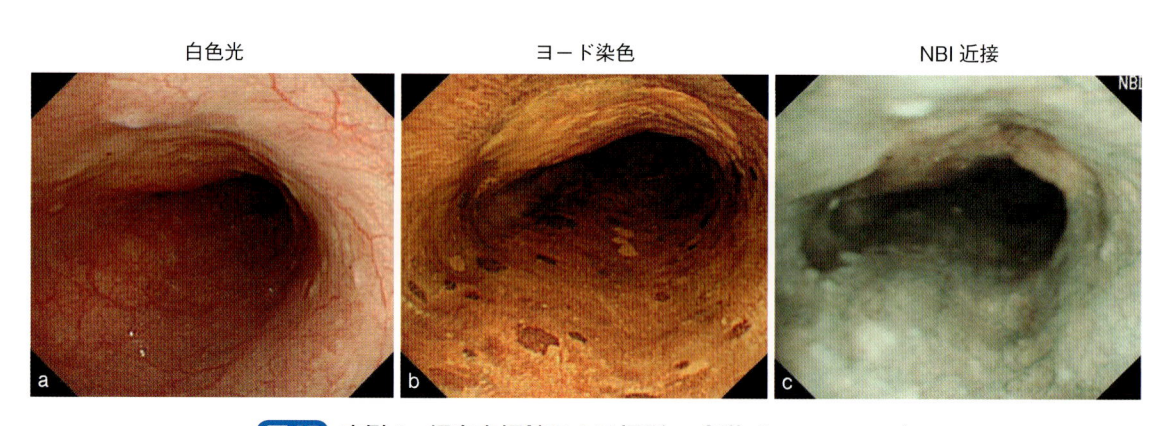

図17 症例3：経鼻内視鏡による撮影 ― 食道（GIF-XP260NS）

検討した．5 mm 以上のヨード不染を呈する食道病変（食道癌2例を含む）の視認性は，白色光観察のみの感度・特異度は 25.4 %・98.1 % であったのに対して，NBI 併用観察では，58.8 %・96.3 % と有意に NBI 併用観察が高い結果であった[3]．

　【**症例3**】中部食道の早期食道癌である．本症例は通常観察（白色光）においては 10 時から2時方向にかけて褪色調変化を認め（**図17 a**），ヨード染色では同部位は明らかな不染色領域を示した（**図17 b**）．NBI 近接観察では同部位は BA として容易に視認することが可能である（**図17 c**）．病理では早期食道癌であった．やはり白色光観察より，NBI 併用観察は病変の発見には有用性が高い．

白色光 ヨード染色 NBI 近接

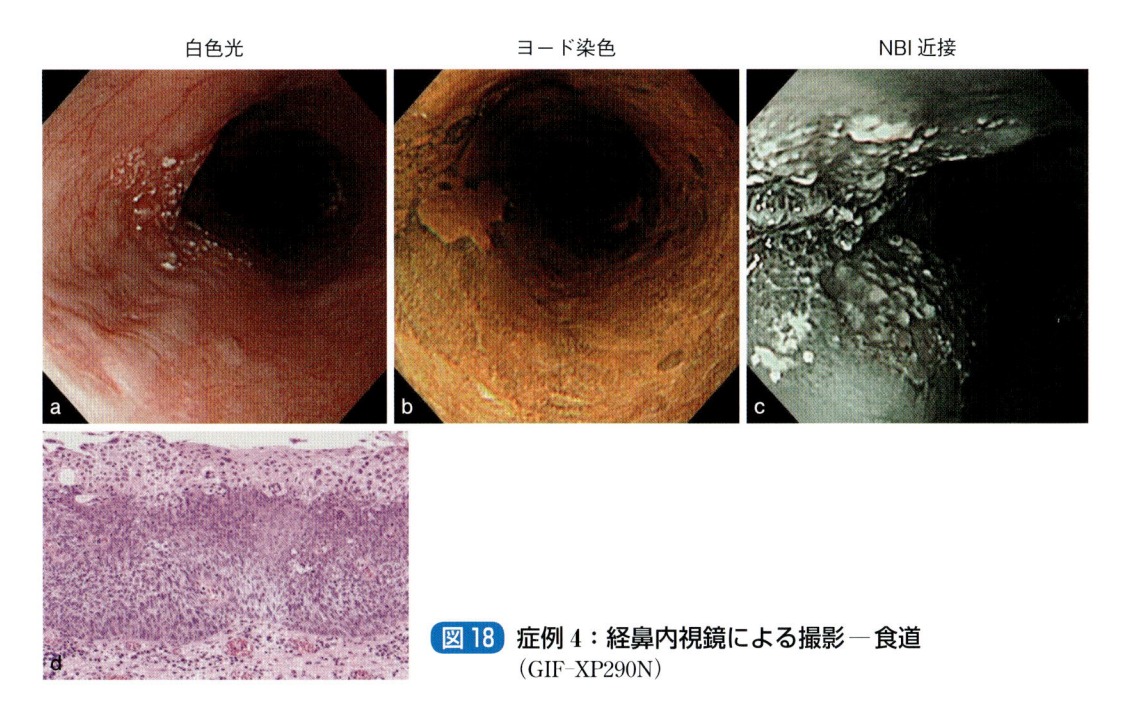

図18 症例4：経鼻内視鏡による撮影―食道
（GIF-XP290N）

白色光 ヨード染色 NBI 近接

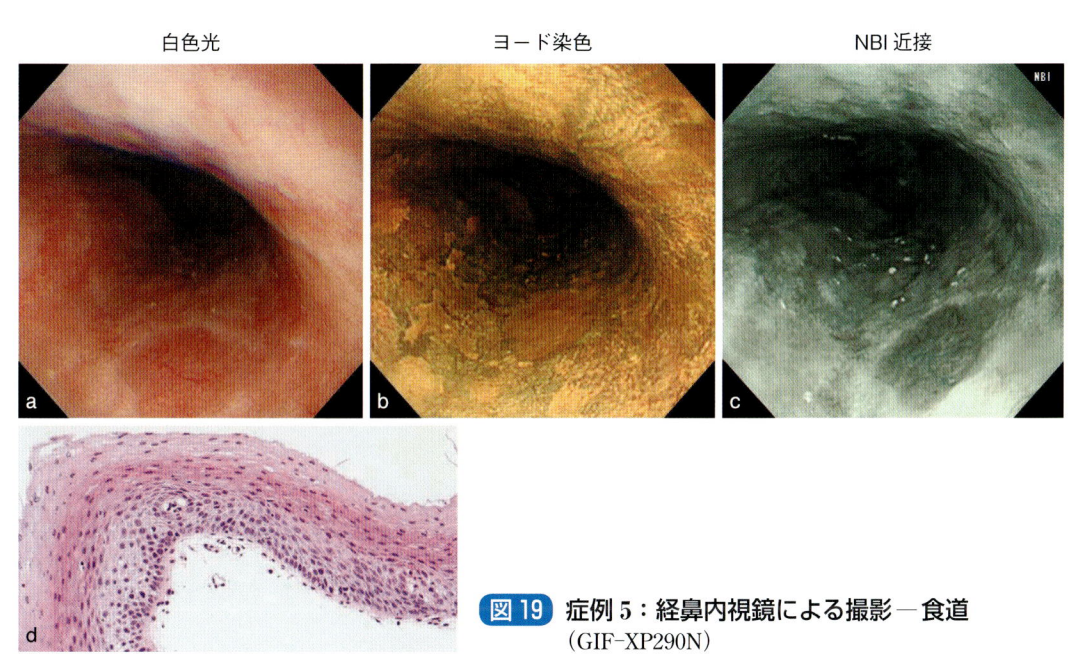

図19 症例5：経鼻内視鏡による撮影―食道
（GIF-XP290N）

さらに GIF-XP290N を用いると BA として視認できる病変の質的診断も可能である．

【症例4】50歳代，女性．白色光観察にて7時から10時方向に白苔を伴う発赤領域を認め（図18a），ヨード染色にても同部位は不染色領域となり（図18b），NBI近接観察にて食道学会分類の Type B に相当する IPCL の異常血管を認め食道癌と診断できる（図18c）．病理所見（図18d）では早期食道癌であった．

【症例5】70歳代，女性．白色光観察にて5時方向にほぼ円形の発赤陥凹性病変を認める（**図19a**）．ヨード染色にて同部位に不染色領域を認めるも（**図19b**），NBI近接観察にてIPCLの異常血管は認められず（**図19c**），病理所見（**図19d**）にても炎症所見と角化不全のみであった．経鼻内視鏡において早期食道癌を見逃さないためには，NBI観察を併用すべきである．もちろんヨード染色がスタンダードであるがヨード剤は刺激性があり，さらにクリニックでは常時保管しておく手間もありスクリーニングに使用するうえではNBIが勝る．

③ 胃

粘膜をよく洗浄し，送気を十分に行い伸展した状態で，くまなく観察・診断することが必要である．

1）撮影方法の基本

見落としのない上部消化管内視鏡検査を行うコツとして，自分なりの観察と撮影を行う順序を決めておくことが重要である．もちろん癌を発見することがもっとも重要課題であるが，現在は内視鏡検診にて行われているダブルチェックにおいて，胃全体がくまなく観察・撮影されていることが重要とされている．また順序を決めておくことで内視鏡検査時間の短縮につながる利点もある．とくに癌などの病変を発見した場合，その病変にばかり気を取られ他の部位の撮影がおろそかになりやすい．病変が胃の中に複数存在することがあることを念頭においておくことが重要となる．見落としやすい部位として，体部後壁，噴門部周囲さらには前庭部小弯・後壁があげられる．体部後壁は送気にて十分に伸展することにより接線になる．また噴門部周囲は近接観察がやや困難なため，観察が不十分なことがある．送気量の調節も含めて丁寧な観察が必要である．前年度以前に見落とした症例に関しては，「上部消化管内視鏡スクリーニング検査マニュアル」[4]に掲載されているので参照されたい．

細径（経鼻）内視鏡では，経口内視鏡に比べ，観察しにくい部位がある．それは前庭部小弯および胃角小弯である．先に述べたように従来径スコープに比べ，細径スコープのシャフトの反発力が低い（いわゆる"こし"がない）ため，胃角から前庭部の観察の際に胃が伸展されない．したがって胃角部から前庭部において大弯と小弯の距離が短く，粘膜面とスコープの距離が保てないことが理由であると思われる（**図20**）．

スコープを胃内に挿入したら胃液および胃内の空気を吸引しながら前庭部まで進めていく．細径スコープは通常径経口スコープのように胃を伸展させた状態で進めると胃内で軸がずれて挿入されてしまい十二指腸球部に挿入しにくいということがある．撮影は，幽門挿入前より開始するが，前庭部，幽門部を観察し，球部，下行脚とスコープを進め十二指腸乳頭が観察できれば撮影する（**図21**）．胃内に戻り，十分に送気しながら，幽門前部の小弯，前壁，後壁，大弯の順（**図22**），前庭部の小弯，前壁，後壁，大弯の順に撮影する（**図23**）．胃角部，小弯，前壁，後壁，大弯を撮影し（**図24**），その後，後壁側を中心に体下部小弯からJターンにて体中部，体上部とスコープを引き上げながら観察・撮影する（**図25**）．

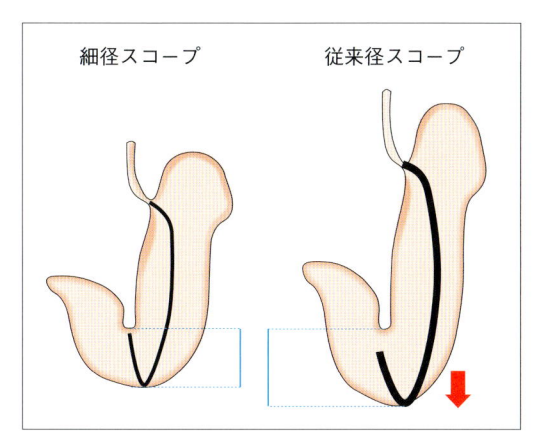

図20 スコープによる胃の伸展に伴う内視鏡の見え方の差

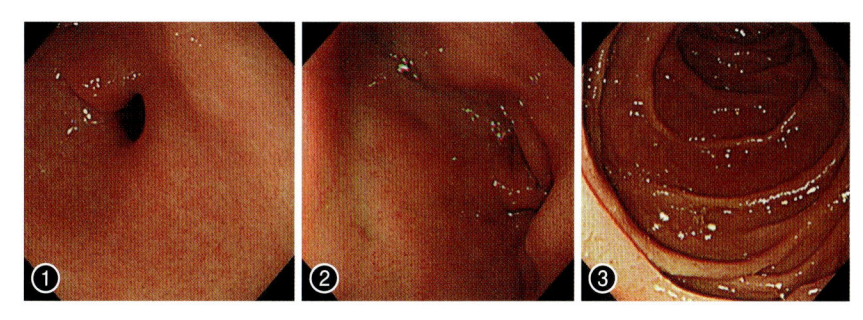

図21 経鼻内視鏡による撮影手順（1）
幽門部①〜十二指腸球部②・下行脚③

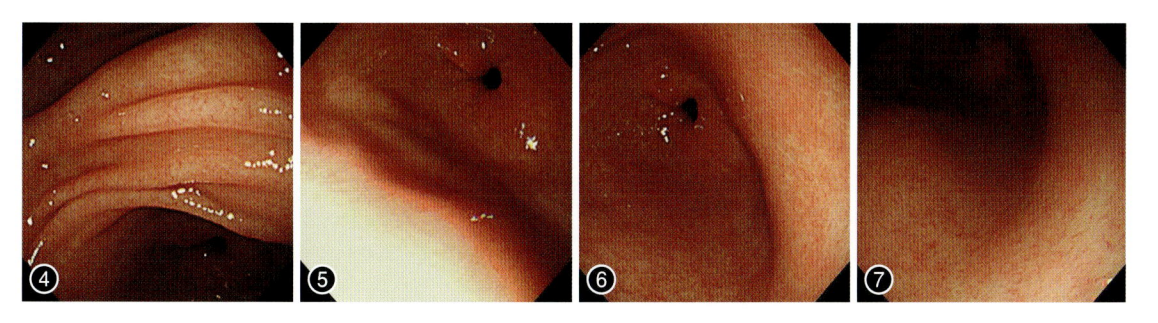

図22 経鼻内視鏡による撮影手順（2）
幽門前部（小弯④，前壁⑤，後壁⑥，大弯⑦）

穹窿部・噴門部では胃液を十分吸引するとともに近接・遠望にて観察・撮影する（**図26**）．前壁を中心に体上部からスコープを体中部，体下部と見上げの観察・撮影（**図27**）をしながらスコープをプッシュし，胃角まできたらJターンを解除する．次いで胃角部大弯から見下ろし撮影を順次行っていく．胃角対側大弯，体下部，体中部，体上部の順に前壁，大弯，後壁，小弯とローテーションしながら観察・撮影する（**図28**）．この際，とくに体上部後壁は一般に"棚"と呼ばれ

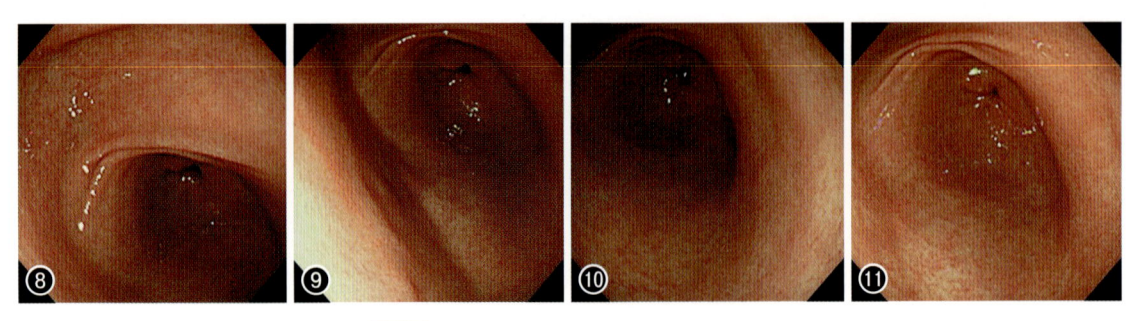

図23 経鼻内視鏡による撮影手順（3）
前庭部（小弯⑧，前壁⑨，後壁⑩，大弯⑪）

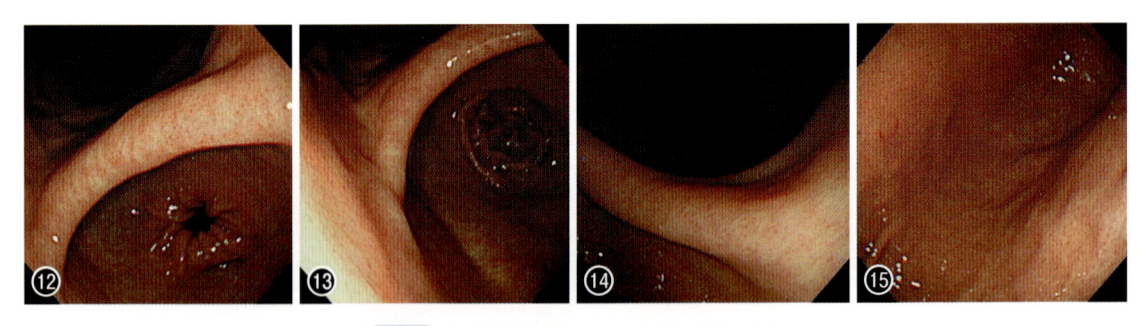

図24 経鼻内視鏡による撮影手順（4）
胃角部，小弯⑫，前壁⑬，後壁⑭，大弯⑮

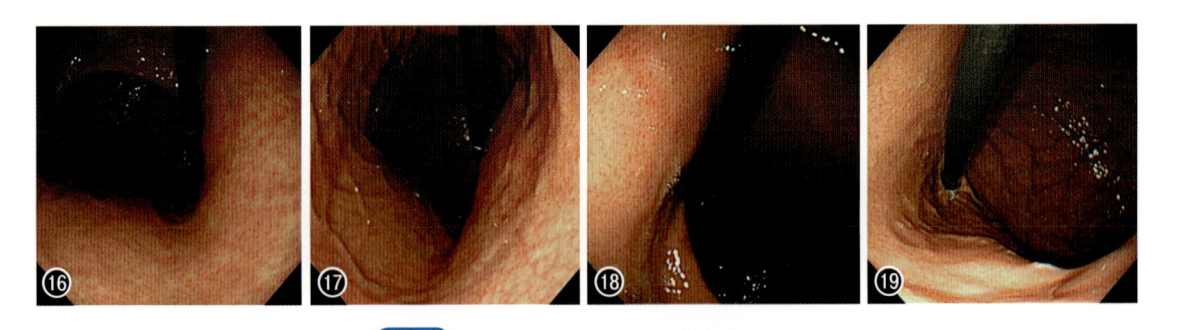

図25 経鼻内視鏡による撮影手順（5）
後壁側を中心に体下部小弯中心にJターンにて体中部，体上部とスコープを引き上げながら観察・撮影する．
⑯胃体部小弯，⑰胃体下部後壁，⑱胃体中部後壁，⑲胃体上部後壁

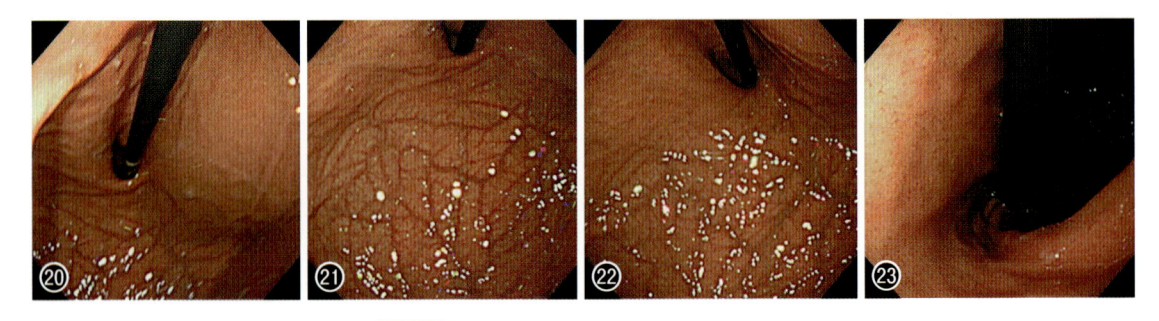

図26 経鼻内視鏡による撮影手順（6）
噴門部遠望⑳，穹窿部遠望㉑㉒，噴門部近接㉓

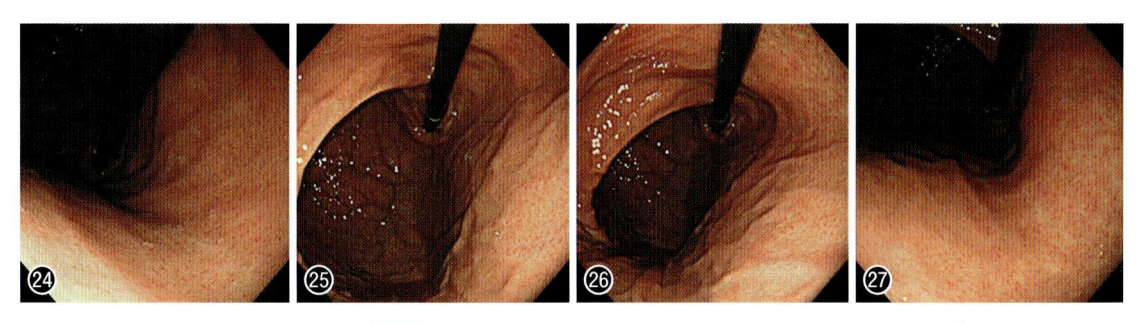

図27 経鼻内視鏡による撮影手順（7）

体中部，体下部と見上げの観察・撮影．㉔胃体上部前壁，㉕胃体中部前壁，㉖胃体下部前壁，㉗胃体部小弯

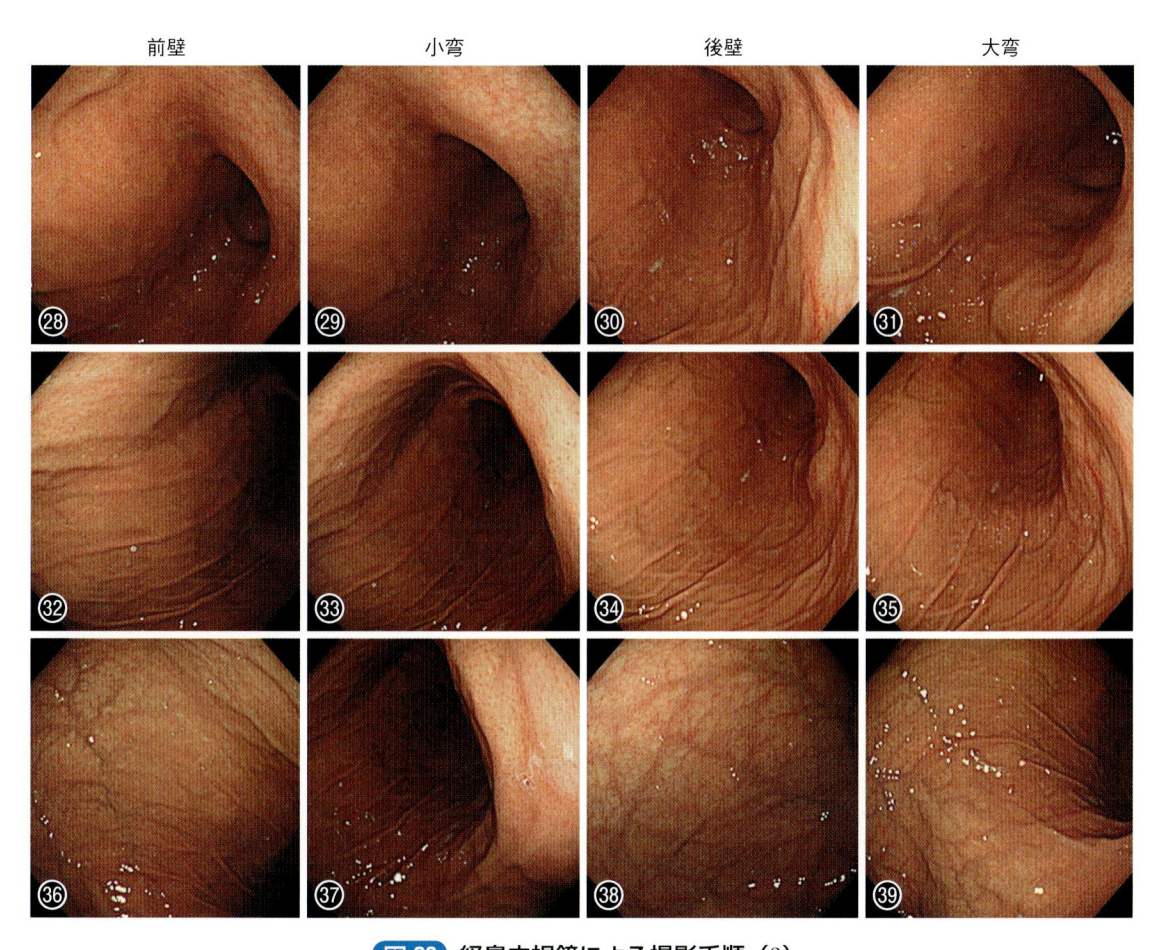

| 前壁 | 小弯 | 後壁 | 大弯 |

図28 経鼻内視鏡による撮影手順（8）

　胃角部大弯からの見下ろし撮影を順次行っていく．胃角対側大弯，体下部㉘〜㉛，体中部㉜〜㉟，体上部㊱〜㊴の順に前壁，小弯，後壁，大弯とローテーションしながら観察・撮影する．

　　　解剖学的に胃が背側に屈曲していたり，体上部前壁は接線となったり観察しづらい部位であるため，丁寧にゆっくり観察する．さらに体上部大弯はひだの間に病変が隠されてしまう可能性もあり，十分伸展するまで送気して観察・撮影する．

2）画像強調観察

　　　胃の観察においては，基本は，粘膜をよく洗浄し，送気を十分に行い伸展した

白色光（洗浄前）　　　　　　　　白色光（洗浄後）

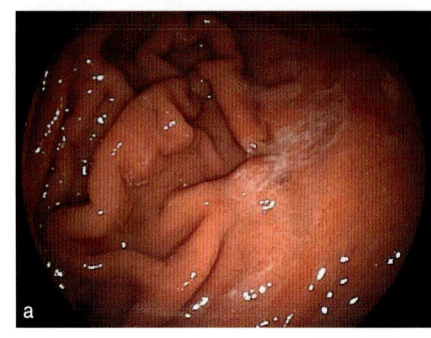 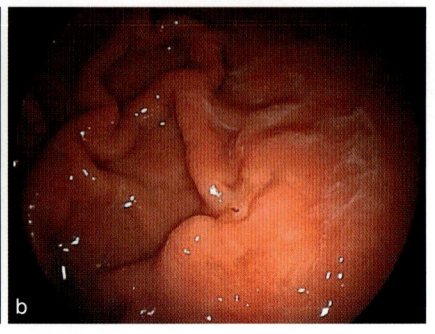

色素内視鏡（インジゴカルミン）

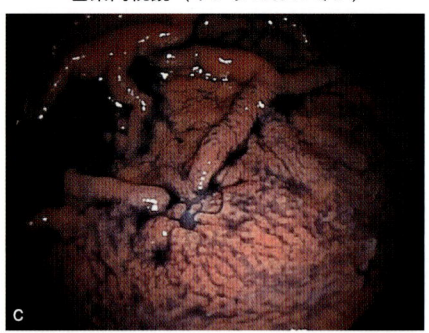

図29 症例6：色素内視鏡を併用した経鼻内視鏡観察（EG530NW）

状態で，くまなく観察し，必要に応じて画像強調観察を併用し，診断することが必要である．

　白色光観察の基本として，病変部の大きさ・色調，病変表面・辺縁の性状，ひだの所見などに基づくため，術者の主観的，または経験的因子に影響される．画像強調観察の代表であるインジゴカルミン色素観察は，病変の凹凸を強調するため病変の視認性向上をさせる．

　【症例6】 50歳代，女性．父親が胃癌，本人も *H. pylori* 感染陽性であった．白色光観察にて胃全体を観察するも明らかな異常病変は認められなかった．ただし体上部大彎に粘液の付着を認めた（**図29 a**）．洗浄したところ同部位に浅い陥凹性病変を認めた（**図29 b**）．インジゴカルミン色素観察では蚕食像を伴う不整な陥凹であり胃癌と診断した（**図29 c**）．病理組織では未分化型腺癌であった．萎縮性胃炎を伴う粘膜では，積極的に洗浄するとともに，発赤・凹凸を疑った場合はインジゴカルミン色素観察を行うべきである．通常は診断のプロセスとして，① 胃全体を詳細に観察，② 病変の存在を認識（拾い上げ），③ 病変に対して生検を行い，病理学的に質的診断を行う過程が行われている．

　近年，画像強調機能の進化に伴い NBI などの狭帯域光観察を併用することで，胃スクリーニングにおいても病変の粘膜構造の観察が可能になっている．細径内視鏡 GIF-XP290N の NBI 近接観察を用いて，病変と周囲正常粘膜との境界線（demarcation line；DL）の有無，DL 内部領域での粘膜表面構造の有無やパターンといった所見を総合的に判断し，病変の良悪性鑑別することも可能である[5),6)]．

白色光　　　　　　　　インジゴカルミン色素　　　　　　NBI 近接

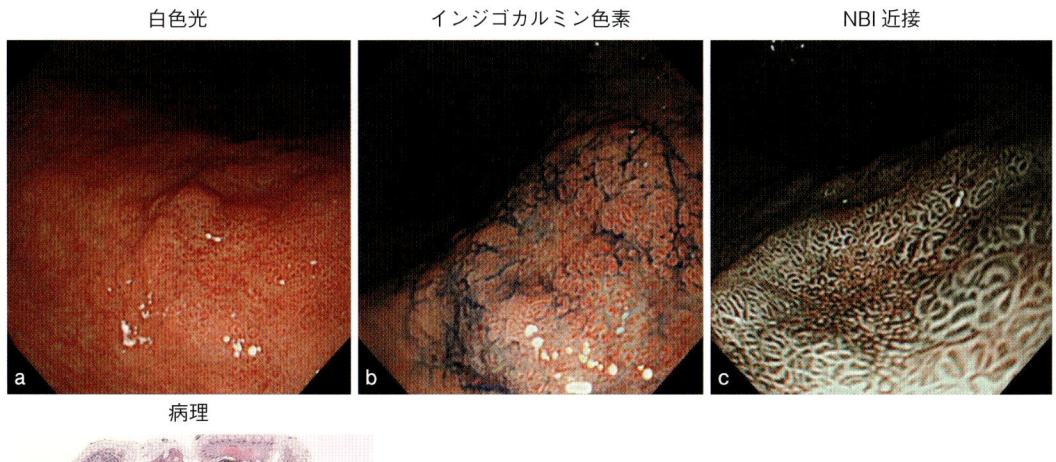

病理

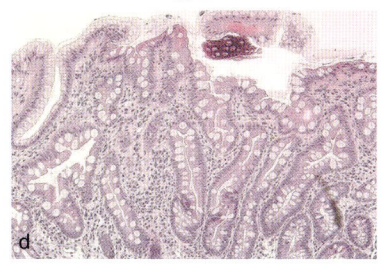

図30　症例7：NBI 併用観察による質的診断
（GIF-XP290N）

NBI 近接観察による粘膜表面構造の所見に基づいた良悪性鑑別は，白色光観察と比較して感度・特異度ともにより高いことを報告しており，これまでの白色光・色素観察に加えて新しい観察ツールとして，正確な診断率向上につながると考えている．経鼻内視鏡症例を提示する．

【症例7】60 歳代，男性．萎縮性胃炎および *H. pylori* 陽性にて，除菌後経過観察の内視鏡検査を年1回，経鼻内視鏡で行っていた．胃体下部後壁寄りに不整形の凹凸粘膜を認める（図30 a）．インジゴカルミン色素観察において，粘膜の凹凸と中心陥凹部の粘膜も不整であり，悪性病変であると強く疑われた（図30 b）．一方 NBI 併用近接観察では，周囲粘膜との DL が不明瞭で，陥凹部の粘膜構造は保たれており，良性と診断した（図30 c）．病理結果は腸上皮化生を伴う萎縮粘膜であった（図30 d）．

【症例8】80 歳代，女性．3 年前に胃体部早期胃癌に対して内視鏡的粘膜下層剥離術（ESD）を施行し，経過観察の内視鏡検査を年1回，経鼻内視鏡で行っていた．前庭部後壁に褪色調の陥凹性病変を認めた．陥凹部は凹凸を伴い悪性と考えられた（図31 a）．インジゴカルミン色素観察において，周囲粘膜との境界明瞭，陥凹部も不整であった（図31 b）．一方 NBI 併用近接観察では，周囲粘膜との DL が明瞭で，陥凹部の粘膜構造は無構造から明らかな不整を呈した（図31 c）．以上より 0-IIc 型胃癌と診断し，再度 ESD を施行した．病理結果は，分化型腺癌であった（図31 d）．

もちろん，この粘膜構造の観察は，富士フイルム社製の LASEREO システムでも可能である．

【症例9】60 歳代，男性．萎縮性胃炎および *H. pylori* 陽性にて，除菌後経過観

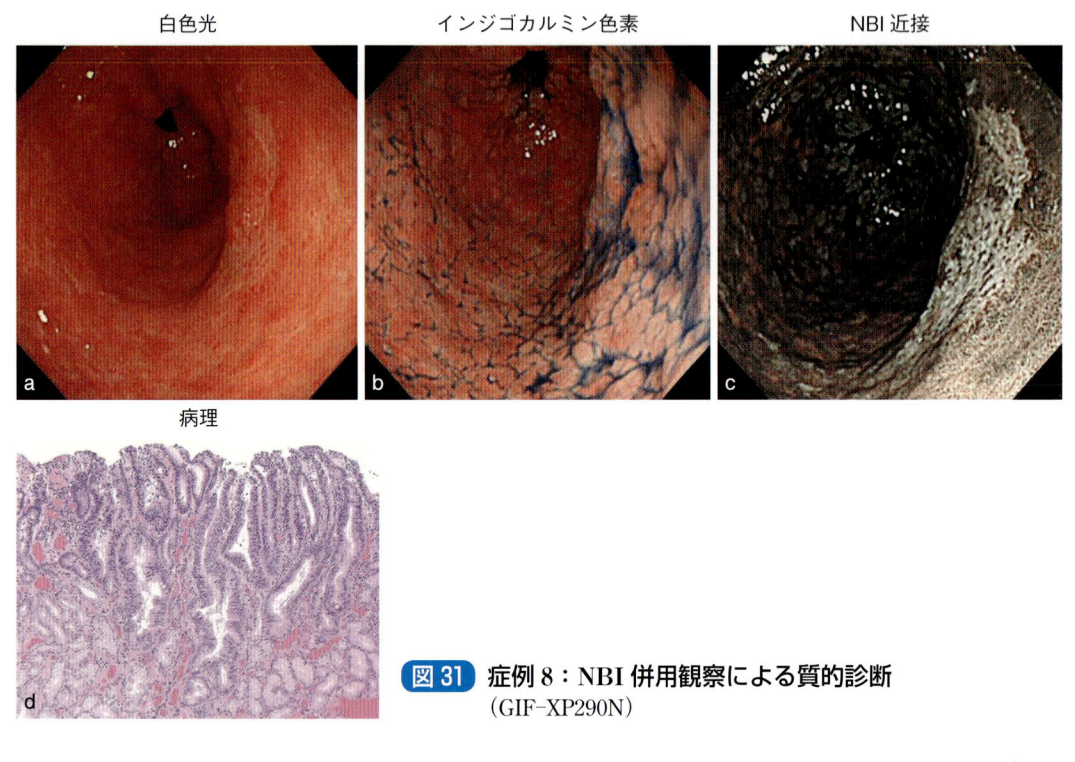

白色光　　インジゴカルミン色素　　NBI 近接

a　b　c

病理

d

図31　症例 8：NBI 併用観察による質的診断
（GIF–XP290N）

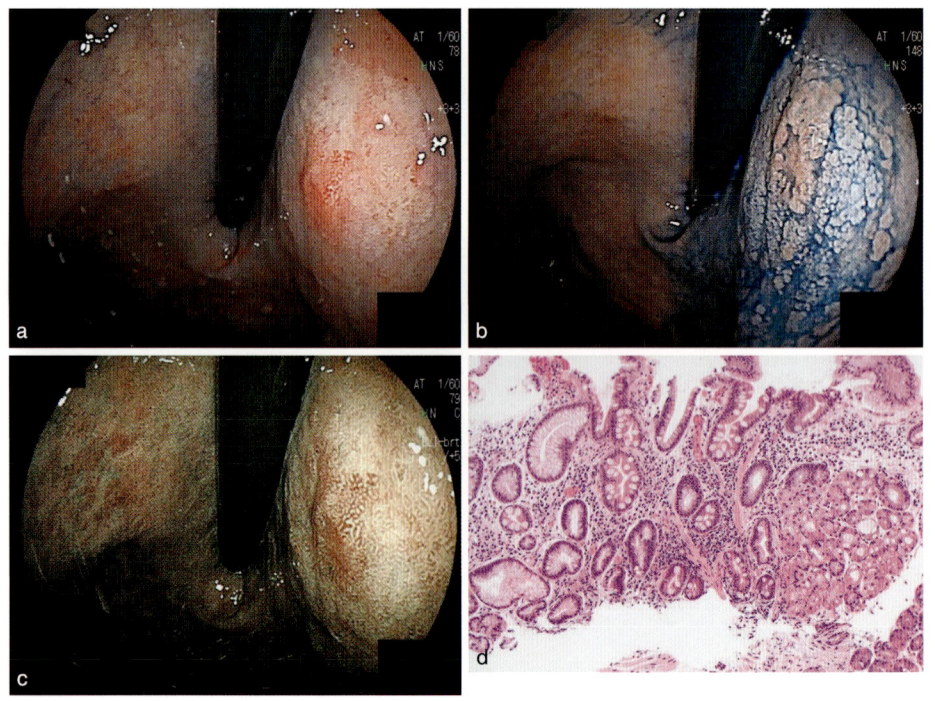

a　b　c　d

図32　症例 9：BLI 併用観察による質的診断

　察の内視鏡検査を年 1 回，経鼻内視鏡で行っていた．胃体上部後壁寄りに不整形
の凹凸粘膜を認める（**図 32 a**）．インジゴカルミン色素観察において，粘膜の凹
凸と中心陥凹部の粘膜も不整であり，悪性病変であると強く疑われた（**図**

H. pylori 陰性症例　*H. pylori* 陽性症例

白色光

LCI

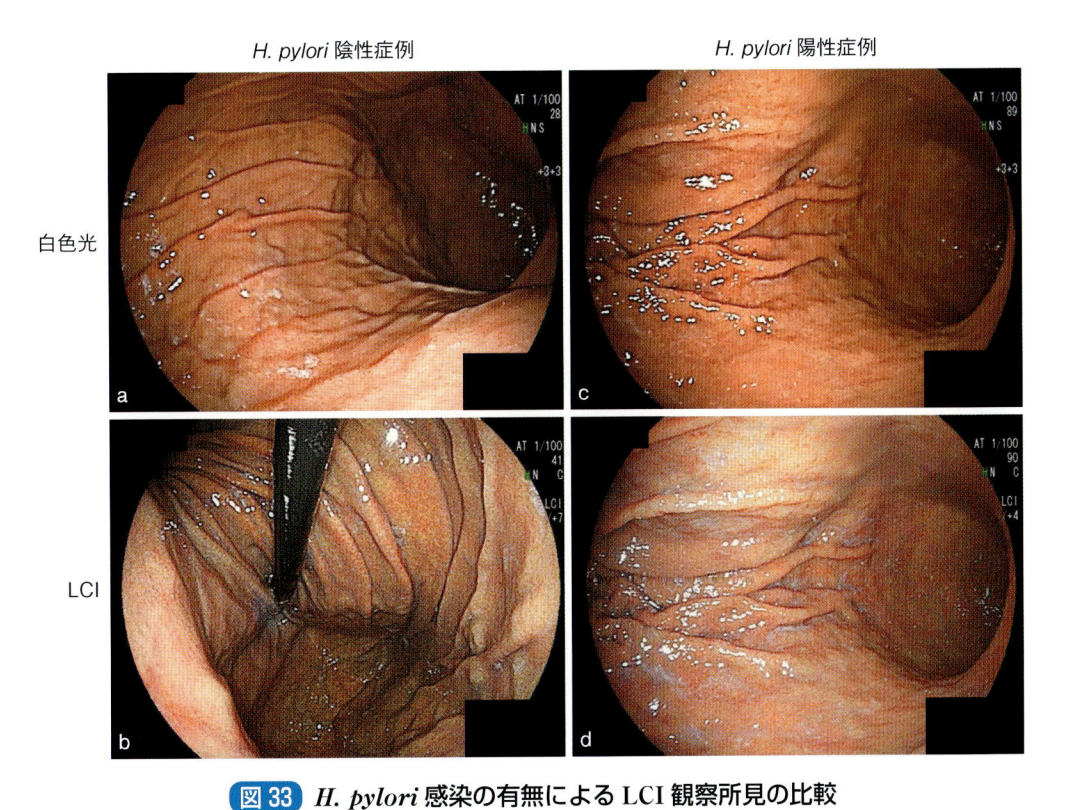

図 33 ***H. pylori*** **感染の有無による LCI 観察所見の比較**

H. pylori 陽性症例　*H. pylori* 除菌後症例

白色光

LCI

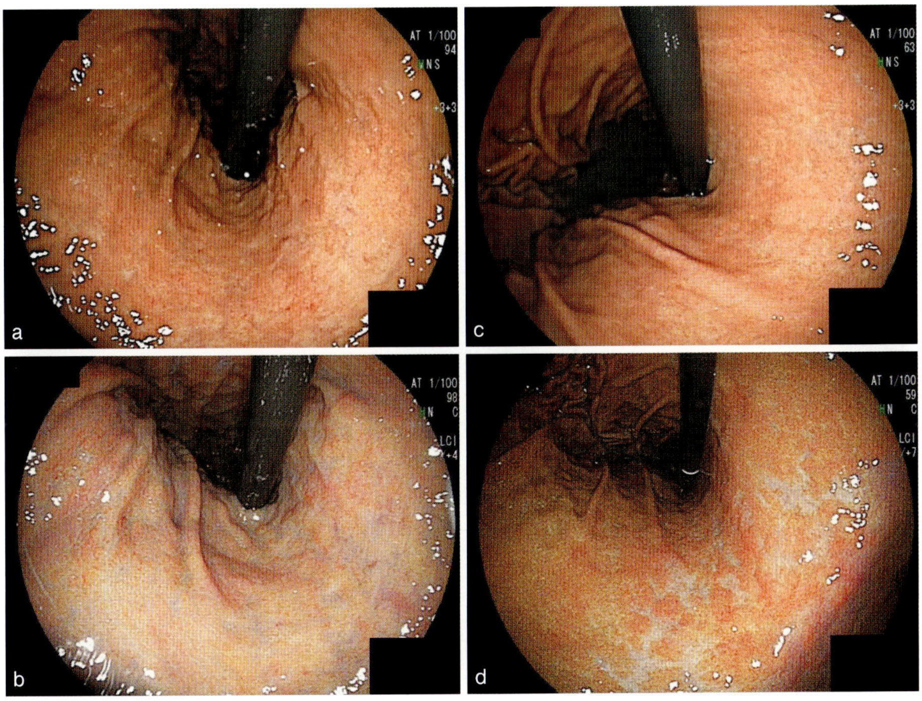

図 34 ***H. pylori*** **陽性症例と** ***H. pylori*** **除菌後症例の LCI 観察所見の比較**

32 b）．一方 BLI 併用観察では，周囲粘膜との DL が不明瞭で，陥凹部の粘膜構造は保たれており，良性と診断した（**図 32 c**）．病理結果は腸上皮化生を伴う萎縮粘膜であった（**図 32 d**）．

　さらに Linked Color Imaging（LCI）を用いると胃癌のリスク因子である *H. pylori* 感染の有無を判定しやすいと報告されている[7]．われわれの検討においても *H. pylori* 陰性（未感染）例では白色光観察において小弯のひだの腫大や発赤も認めない（**図 33 a**），LCI 観察を行うと粘膜全体が白色調に淡く変化する（**図 33 b**）．一方 *H. pylori* 感染症例では，白色光観察にてひだの腫大や発赤を認める（**図 33 c**），LCI 観察では，全体の白色調変化が強調され，さらに炎症産物である白色調粘液の付着も目立つようになる（**図 33 d**）．また *H. pylori* 感染と *H. pylori* 除菌後の比較では，図 34 に示すように白色調観察では，感染例（**図 34 a**）も除菌後例（**図 34 c**）も差を認めないが，LCI では感染例（**図 34 b**）では粘膜の白色調が強調されるも，除菌後例（**図 34 d**）では，粘膜の白色調は変化なく，萎縮性変化のみが強調される．胃炎の京都分類を用いてもよいが LCI のほうが簡便に感染の有無を判別可能と思われる．

文　献

1）古田隆久，加藤元嗣，伊藤　透，他：消化器内視鏡関連の偶発症に関する第 6 回全国調査報告—2008 年～2012 年までの 5 年間．Gastroenterol Endosc　2016；58：1466-1491

2）Muto M, et al：Early detection of superficial squamous cell carcinoma in the head and neck region and esophagus by narrow band imaging：a multicenter randomized controlled trial. J Clin Oncol　2010；28：1566-1572

3）Kawai T, et al：Narrow-band imaging on screening of esophageal lesions using an ultrathin transnasal endoscopy. J Gastoroenterol Hepatol　2012；27（Suppl. 3）：34-39

4）日本消化器内視鏡学会 監：上部消化管内視鏡スクリーニング検査マニュアル．医学図書出版，東京，2017

5）Kawai T, et al：Evaluation of gastric cancer diagnosis using new ultrathin transnasal endoscopy with narrow-band imaging：preliminary study. J Gastroenterol Hepatol　2014；29（Suppl 4）：33-36

6）Kawai T, et al：Key issues associated with *Helicobacter pylori* eradication. Digestion　2016；93（1）：19-23

7）Dohi O, et al：Linked color imaging improves endoscopic diagnosis of active *Helicobacter pylori* infection. Endosc Int Open　2016；4（7）：E800-E805

（河合　隆）

第5章　生検のポイント

　内視鏡診断において画像強調観察や拡大内視鏡などが確立してきており，必ずしも生検を行わなくても観察のみでの診断が可能となってきている．診断に生検自体が絶対に必要とはいえなくなりつつあり，安易な生検により，病変部に線維化が生じ診断や治療が困難になってしまうことも考えられる．さらに「抗血栓薬服用者に対する消化器内視鏡診療ガイドライン」が2012年に改訂され，低侵襲の粘膜生検においては一定の条件はあるものの，抗血栓薬を内服したまま生検を行うことが容認された[1]．抗血栓薬を内服していない状態での生検に比べ内服下では，より生検後出血のリスクが増えると考えられるため，不必要な生検は控えるべきである．以上からもわかるように，以前に比べより慎重に生検を行う必要がある．本項では，上部消化管内視鏡における生検のポイントについて解説する．

I　生検の基本事項

　内視鏡の生検手技には鉗子を用いた通常の生検のほか，超音波内視鏡下で穿刺針を用いた穿刺吸引細胞診がある．

❶ 抗血栓薬（抗凝固薬/抗血小板薬）の内服下での生検

　近年高齢者が増加し，既往症の治療に抗血栓薬を内服している患者が増加していることから，生検を行ううえでまず必要なことは抗血栓薬の内服状況を確認することである．2012年の「抗血栓薬服用者に対する消化器内視鏡診療ガイドライン」の改訂では出血のリスクよりも血栓塞栓症のリスクを重視するものであり，一定の条件下ではあるが抗血栓薬を内服したまま生検が可能となった．出血のリスクを考えると，生検は必要最低限の個数にとどめるべきであり，生検後は止血をしっかりと確認した後にスコープを抜去する必要がある．出血が持続する場合は，止血剤の撒布やスコープの先端での圧迫止血を行う．できれば，クリップや止血鉗子での止血も考慮し準備をしておくことが望ましい．

　術者が抗血栓薬の内服状況を確認しないまま検査が始まることもあるため，検査直前に術者と介助者など検査に携わる人たちでタイムアウト（患者の氏名や情報の確認）を行い，出血のリスクについての認識を共有することが重要である．

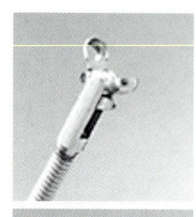

a：標準型鉗子．先端のカップは丸型である．組織の挫滅を防ぐため，中心に孔があいているタイプもある．

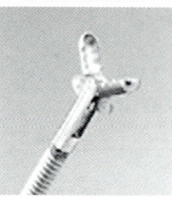

b：鰐口型鉗子．カップの合わせ面が互いに嚙み合わさるように鰐口になっており，粘膜上でのスリップを防ぐ．

c：針付き型鉗子．カップ内に針が付いており，粘膜上のスリップを防ぐ．

〈鉗子の形状〉生検の目的により使い分ける
孔付き：組織の損傷が少ない．
長　径：多くの組織の採取が可能．
針付き：滑りを防ぐ目的．出血のリスクがある．
片開型：正面から鉗子が当てられないときに使用．食道など．
鰐口型：接線方向や粘膜に使用．

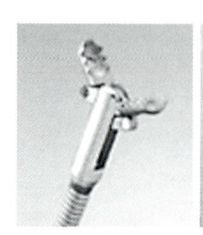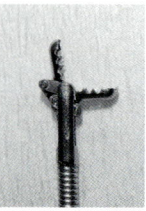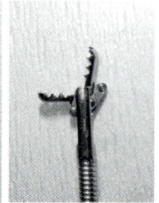

d：スイング機能付き鉗子．カップにスイング機能をもたせることにより，接線方向の生検が容易に行える．

図1　使用されている代表的な生検鉗子

2　生検のポイント

生検を行うに当たり，知っておくべき基本事項について以下に示す．

1）生検鉗子について

a．生検鉗子についての知識をもつ

生検をしっかり行うためにまず重要なことは，生検鉗子について正しい知識をもつことである．通常使用する鉗子の開き幅は 6～7 mm である．開き幅を目安として，病変の大きさをある程度推定することができる．先端カップについても孔付き型，針付き型，片開型などのさまざまなものがある（**図1**）．状況によって生検鉗子を使い分けることも重要である．

b．生検鉗子の内視鏡に対する影響

強反転や強くひねった状態で生検鉗子を挿入すると，鉗子によりスコープの鉗子チャンネルを損傷する恐れもあるため，反転を緩めたり反転する前に鉗子を入れておくことも重要である．同時に，介助者が鉗子のハンドルを強く握ってしまったまま挿入すると，鉗子の硬度が増してそり曲がってしまうため，スコープを損傷しやすくなることにも注意をしなければならない．

内視鏡画面のどの位置から鉗子が出てくるのかあらかじめ知る必要があり，スコープによって鉗子口の位置が異なるので注意を要する．また，鉗子を入れることにより湾曲の角度が変わることも気をつけなくてはいけない．鉗子を入れることにより湾曲が鈍角となり，観察時と視野が変わる可能性がある．とくに経鼻内視鏡ではより顕著に影響を受けやすいことに注意が必要である（**表**）．

表 生検鉗子による内視鏡の湾曲の影響

	鉗子なし	リユーザブル鉗子	ディスポーザブル鉗子
最大湾曲角度	210 度	190 度	180 度
最大湾曲時外径	29 mm	31 mm	34 mm

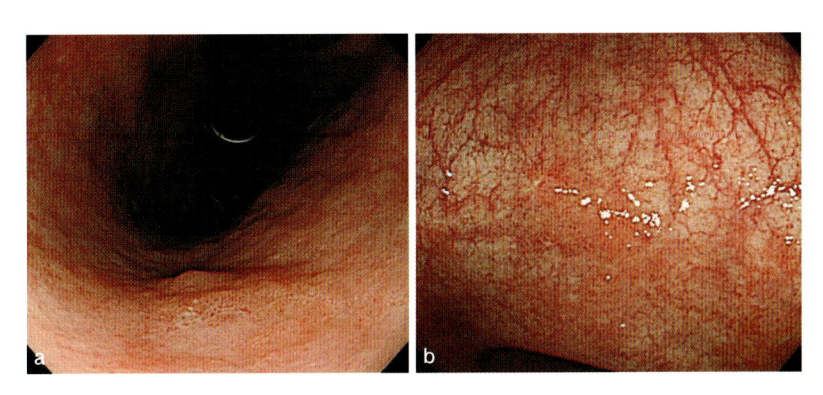

図2 病変を正面視する

a：体下部小弯の病変．観察は見上げで行うものの，接線となって
　しまい生検が困難である．
b：内視鏡を引き軽度の吸引をかけることにより正面視ができる．

2) 生検手技について

a. 病変の把握・視野の確保

生検を正確に行うためには，病変の状態をしっかりと把握する必要がある．粘液や付着物を水洗し，インジゴカルミンや画像強調観察を使用して病変の状態を確認し生検をする場所を特定する．また水洗したときに水の流れる方向を確認することで生検時の血液の流れを推測することができる．病変と距離がとれなかったり，接線方向となり視野の確保が困難な場合には，スコープの先端に透明フードを装着することも有効である．逆に胃の噴門部や穹窿部のように距離が遠くなってしまう場合には，送気量の調節，体位変換などを用いることも考慮すべきである．

b. 病変を正面視する・垂直に生検を行う

生検を行ううえでもっとも重要なことは，病変に対し生検鉗子をできるだけ垂直に押し当てることである．病変との角度が水平に近づくにつれて接線となってしまい，生検鉗子が滑って目的の場所の組織を正確に採取できなくなってしまう可能性がある．そのためには病変を正面視することが重要である（**図2**）．病変を正面視するためには送気量の調節を行い，必要であれば体位変換や腹部の圧迫

を行うことが有効である．それでも正面視が困難な場合にはスコープ自体を交換し，観察のためのレンズなどがスコープの側面についている側視鏡や斜視鏡を使用することも有効である[2]．側視鏡は内腔の狭い食道や十二指腸のスクリーニングには不向きだが，胃内とくに胃角小弯や体下後壁などの通常の直視鏡では観察が困難な場所でも正面視して観察することが可能である．また，鉗子台に起上装置もついているため，直視鏡では接線方向になってしまい鉗子が滑ってしまうような場所でも正面から垂直に生検を行うことができる．

c．生検の採取部位

生検部位が不適切であれば結果が偽陰性となる可能性がある．当然，生検前の内視鏡診断が重要なため，内視鏡所見の診断力を磨くことは必要不可欠であるが，採取した生検組織でどのような病理組織所見を得られるのかを予測しながら生検を行う必要がある．潰瘍底は壊死組織が多く病理での判定が困難であり，潰瘍辺縁からの生検が望ましい．潰瘍瘢痕などの硬い組織を採取する場合には，ゆっくりと鉗子を閉じることによって先端が滑らずしっかりとした組織を採取することができる．

d．生検を行う順番

1カ所であれば問題ないが，生検を何カ所か行う場合には，血液の流れる方向を把握しておく必要がある．血液が付着することによって褪色調病変やⅡb病変は見え方が変わってしまい，正確に組織を採取できない可能性がある．通常の左側臥位での検査時には，生検による出血は口側・後壁側へ流れることが多いが，血液の流れを把握するためには水やインジゴカルミンを散布し流れを確認しておくとよい．血液の流れを予測し，計画的に口側より生検を行うことが望ましい（図3）．

生検を行ううえでもっとも重要なことは視野の確保である．不適切な生検によ

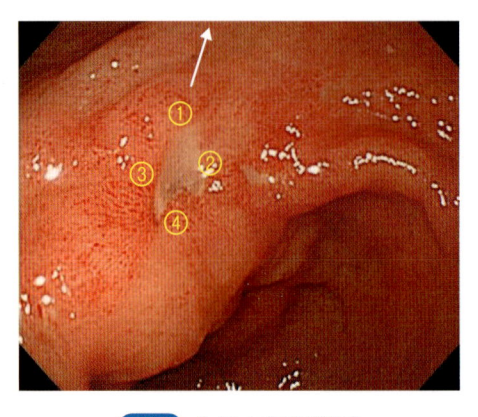

図3　生検を行う順番
生検部からの血液の流れる方向は矢印の方向となる．生検を施行する順番は口側・後壁側より行うとよい．中心部は白苔に覆われており生検に適さない．

り偽陰性にならないように，上記の基本事項を参考に慎重に行う必要がある．

Ⅱ 部位別のポイント

❶ 食　道

　食道の病変，とくに表在癌に関しては，画像強調観察を併用した拡大観察による微細血管診断により診断が可能である．癌と非癌の鑑別における Narrow Band Imaging（NBI）併用拡大内視鏡診断と生検診断の正診率の検討では，NBI 拡大内視鏡を用いた optical biopsy は，生検診断に劣らないとの報告もある[3]．しかしながら，すべての施設で設備的に拡大内視鏡診断を行うことができるわけではないため，診断のために従来どおりにヨード染色を行い，不染帯に対して生検を行うことが必要である．ただ，生検による修飾のため治療前の深達度診断や治療が難しくなる可能性があることから，形態的に表在癌が明らかな場合には，無理な生検は行わず拡大内視鏡診断を行える施設へ紹介することも考慮すべきである．

1）食道生検のポイント

　食道で生検を行う場合は常に接線になってしまうため生検手技にはコツが必要である．生検を行うポイントを以下に示す（**図 4**）．
　①病変が画面下（鉗子口付近）になるように位置を調整する
　②鉗子を出しすぎず，病変上でスコープのダウンアングルをかける
　③少し吸引をかけ鉗子内に引き込みゆっくりと把持する

2）頸部食道・食道入口部の生検

　食道入口部から頸部食道にかけては管腔が狭く観察も困難であり見落としが多い部位でもある．近年では経鼻内視鏡の普及に伴い下咽頭から食道入口部の病変も見つかるようになってきている．生検だけでなく観察においても，内視鏡に先端フードを装着し視野を確保することが望ましい．

　食道の生検における注意点としては，観察および処置が常に接線方向になってしまうことから，生検組織が表面のみや小さい切片しかとれない可能性がある．上記のポイントにそって準備をし生検を行うことが重要である．また，ヨード染色後は食道上皮が組織障害を起こすため，少なくとも 1 カ月は時間を空けて検査をする必要がある．

❷ 胃

　胃の生検については「Ⅰ．生検のポイント」でも記述しているが，よりよい視野を確保し，病変を正面視することがもっとも重要である．体位変換や送気量の調節で対応するが，それでも困難な場合にはスコープを交換することも視野に入れなくてはいけない．

1）潰瘍性病変に対する生検

　中心部に白苔を有する潰瘍性病変であれば，潰瘍底から生検を行っても壊死物

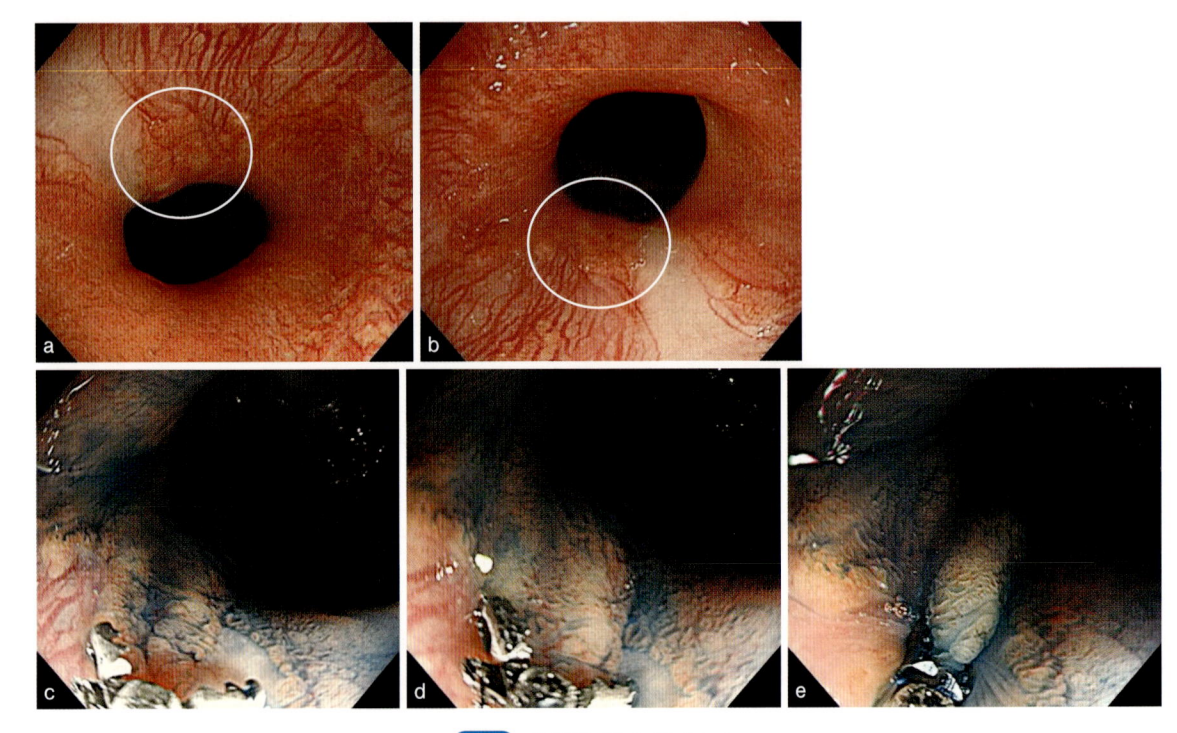

図4　食道生検のポイント

a：食道胃接合部にびらんを認める.
b：生検を行いやすいように病変を画面の下方向（鉗子口付近）にもってくる.
c：鉗子はできるだけ短く出し内視鏡で操作を行う.
d：ダウンアングルをかけ病変部に鉗子を押しつける.
e：軽く吸引を行い粘膜が持ち上がってきたところをつかむ.

質しか採取できず必要な組織は採取できない. 潰瘍辺縁などの白苔が薄い場所を選んで生検する必要がある（**図5**）.

2）隆起性病変に対する生検

過形成性ポリープでは頂部からの癌化が多いため, 隆起の頂部から生検することが望ましい. 可動性のある病変では針付き型鉗子を使用することも考慮する.

3）平坦型・陥凹型病変に対する生検

辺縁からの生検が望ましい. 陥凹内隆起は再生上皮の可能性があるため, 隆起ではなく陥凹部から生検を行うべきである.

4）スキルス型胃癌・未分化型癌に対する生検

スキルス型の進行癌や褪色調の未分化型癌では, 粘膜深部から粘膜下層にかけて癌細胞が浸潤していることが多いため, 生検を行っても癌細胞を採取することが難しい. このため, 粘膜表層まで癌が浸潤し粘膜模様が消失した辺縁やびらん・発赤をきたしている場所を狙って生検を行う[4]（**図6**）.

❸ 十二指腸

十二指腸は食道と同様にスペースが狭く病変と近接してしまうことが多いため, はじめから先端フードを装着して生検を行ってもよい.

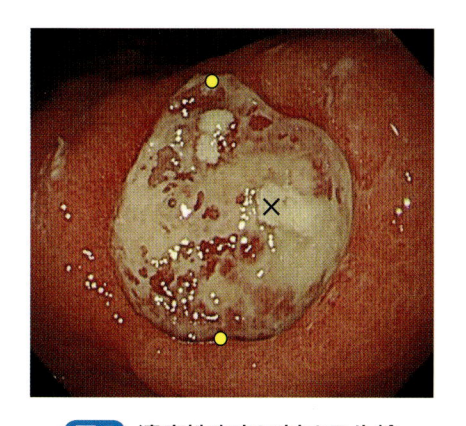

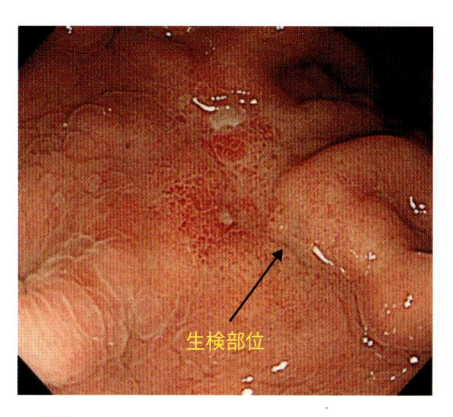

図5 潰瘍性病変に対する生検

胃角部の胃潰瘍．生検は白苔の薄い辺縁（●印）で行う．中心部や白苔の厚い部分（×印）では生検は行わない．

図6 スキルス型癌・未分化型癌に対する生検

体中部大弯の印環細胞癌．内部の発赤隆起は非癌部粘膜の島状粘膜残存の可能性があり，生検は避けるべきである．本例は病変内の陥凹部より生検を行っている．

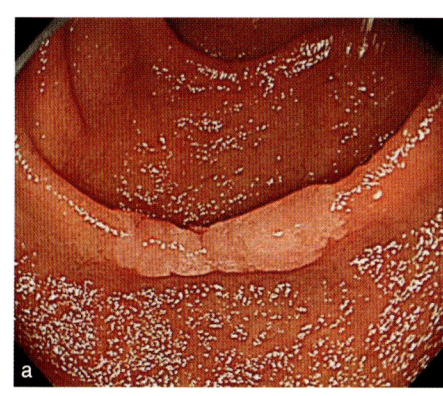

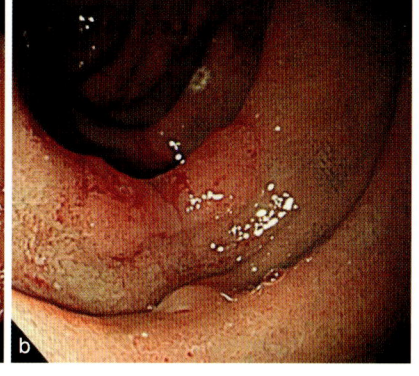

図7 十二指腸表面型腫瘍の生検瘢痕

a：十二指腸下行脚の腺腫．中心部に生検瘢痕を認める．
b：局注を行うも生検により中心部の浮きが悪く，処置が困難となってしまった．

　他臓器に比べ悪性病変の頻度は低いとされていたが，近年十二指腸癌の治療例に関する報告が増えてきている．表面型腫瘍の場合，生検による瘢痕化によってその後の内視鏡治療が困難になってしまう可能性がある．このため安易に行わず，精査内視鏡を行うことを優先する（**図7**）．十二指腸の腺腫や腺癌では上皮の白色化（white opaque substance；WOS）を伴うことが特徴的であり比較的診断は容易であるが，とくに注意しなくてはならないのはⅡc様の陥凹型病変である．十二指腸では陥凹型病変でも腺腫であることが多いと報告されている．表面陥凹型腺腫であれば形態変化を観察しながら経過を見ることも可能である．したがって無理な生検は行わず拡大内視鏡や内視鏡治療を行える施設への紹介を考慮する．

おわりに

　　近年，内視鏡診断の進歩により生検を行わず診断をつけることが可能となりつつある．生検により診断・治療に支障が出る可能性があるため，より内視鏡診断に習熟し狙った場所の狙撃生検ができるようになることが重要だと考える．

文　献

1) 藤本一眞，藤城光弘，加藤元嗣，他：抗血栓薬服用者に対する消化器内視鏡診療ガイドライン．Gastroenterol Endosc　2012；54：2075-2102

2) 八木健二，後藤田卓志：盲点を知る！─胃体下部から胃角部後壁の観察．消化器内視鏡　2012；24：1414-1416

3) 長井健吾，石原　立，石黒信吾：表在食道癌における NBI 拡大内視鏡診断：Optical biopsy の可能性に関する検討．日消誌　2014；111（臨時増刊号）：A168

4) 小林正明，水野研一，橋本　哲，他：胃の内視鏡生検に必要な知識と技術．消化器内視鏡　2015；27：966-971

（八木健二）

第6章　内視鏡に伴う偶発症と対策

　上部消化管内視鏡検査は安全に広く行われているが，まれにさまざまな偶発症が起こりうる．偶発症の実態を熟知し，その予防法や対処法を習得しておくことは内視鏡医に求められる資質である．とくに健常者が対象となる検診では偶発症はより低率にする必要がある．また同時に検診ならではの偶発症やトラブルも存在する．

　本稿ではまず前処置や使用する薬剤に関する偶発症と対策を述べ，次に内視鏡手技に伴う偶発症について経口挿入，経鼻挿入に分けて述べる．

I　前処置に伴う偶発症と対策

　経口挿入と経鼻挿入では挿入経路の違いから前処置の方法に相違点が存在する．その違いに応じて起こりうる偶発症も異なる．両者共通のものをまず述べ，次にそれぞれで異なるものについて分けて述べる．

① 経鼻，経口共通のもの

　内視鏡検査前には前処置として経口，経鼻両者ともに，咽頭もしくは鼻腔の麻酔を行う．そして，胃・食道内の消泡や粘液除去のための消泡剤などを服用させる．当院では検査前にジメチコン（ガスコン®ドロップ）4 m*l*，プロナーゼ（プロナーゼ MS®）1 パック，重曹 1 パック（1 g）を 100 m*l* の水に溶いて服用させている．経鼻内視鏡ではよりきれいな状態での観察が重要であり，このような前処置は必要と考えられる．本剤使用に伴う副作用は消化器内視鏡関連の偶発症に関する第6回全国調査報告[1]においても認められておらず安全な処置と考えられる．なお出血性病変の存在が疑われる時にはプロナーゼは使用するべきではない．

　鼻腔や咽頭の局所麻酔にはリドカイン（キシロカイン®）がスプレー（8％），ビスカス（2％），ゼリー（2％）の形態で使用される．それぞれの形態でリドカインの濃度が異なるので十分に注意する必要がある．リドカインによる偶発症は，アレルギー反応によるアナフィラキシーショックと過量投与によるリドカイン中毒の二つに大別される．スプレー（8％）はエタノールを含有しており，鼻腔内に直接噴霧すると刺激が強く適していない．

　リドカインに対するアナフィラキシーショックを予防するためには，十分な問

診が重要である．過去に歯科治療や局所麻酔薬でのアレルギー歴がないか慎重に問診をするべきである．疑わしい被検者を検診施設で内視鏡検査するべきかに関しては議論の余地がある．鎮静下での検査などが実施可能な医療機関での検査をすることを検討する．アレルギー歴のない被検者においてアナフィラキシーショック発生を最小限に抑えるためには低濃度のリドカインであるビスカス（2 ％）を局所麻酔の第一選択肢にするべきである．

　リドカイン中毒を予防するためには，過量投与をしないことが最重要である．リドカイン投与量が 200 mg を超えないようにするべきである．この際にもっとも注意をするべきはリドカイン濃度が高いスプレーの使用である．スプレーは 1 push で約 0.1 m*l* が噴霧される．そして濃度は 8 ％となるため，3 push 内に 24 mg のリドカインが含有される計算となる．検査の直前にリドカインスプレーを咽頭に噴霧して検査を行うことが多いと思われる．検査台に被検者が来るまでにどのような局所麻酔が行われていて，どの程度まで安全に追加が可能かは常に計算しておく必要がある．そして最小限のスプレー麻酔にすることを心がけるべきである．

　リドカインによるアナフィラキシーショック，中毒ともに出現する症状が類似することもあり，鑑別が時に難しいことがある．両者ともに，症状が進行すると血圧低下や呼吸状態の悪化などが起こりうる．しかし初期の症状はそれぞれ異なり，ショックの場合は，皮疹や喘鳴などの症状が初期に出現することが多い．一方リドカイン中毒では初期症状として不安，興奮，多弁などの神経症状が認められ，次第に痙攣や筋肉の震えなどが起こりうる．最初から被検者の状態を注意深く観察することで両者の鑑別が可能となる．

　発生時の対応に関しては，どちらにおいてもまずは適切な救急処置が重要である．内視鏡検査台の近くに必ず救急カートを配置し，すぐに酸素投与，必要に応じて気道確保ができるようにする．また適切な補液や薬剤の投与ができるようにすぐに静脈ルートを確保するべきである．その後は必要に応じてアナフィラキシーショックであればステロイド治療，中毒があれば抗痙攣薬や lipid therapy などを検討する[2]．

❷ 経鼻内視鏡に特徴的なもの

　経鼻内視鏡時の前処置として，鼻出血予防や鼻腔の拡張，鼻腔麻酔剤の効果延長の目的で血管収縮剤である硝酸ナファゾリン（プリビナ®）点鼻薬が用いられる．0.05 ％のプリビナ® 1 m*l* を耳鼻咽喉科用薬液噴霧器（ファインアトマイザー）を用いて検査前に鼻腔内に噴霧する（**図 1**）．スコープ挿入の安全性や鼻腔麻酔の効果増強のためにプリビナ® の前処置は重要である[3]．

　鼻腔麻酔はスプレー法とスティック法に大別される．それぞれの方法でメリットとデメリットがある．リドカイン使用に伴う偶発症以外には両方法ともに鼻出血に十分注意をする必要がある．第 6 回の全国調査では前処置中の鼻出血は 5 件報告されている．鼻出血については挿入・観察時の偶発症の項で詳しく述べる．

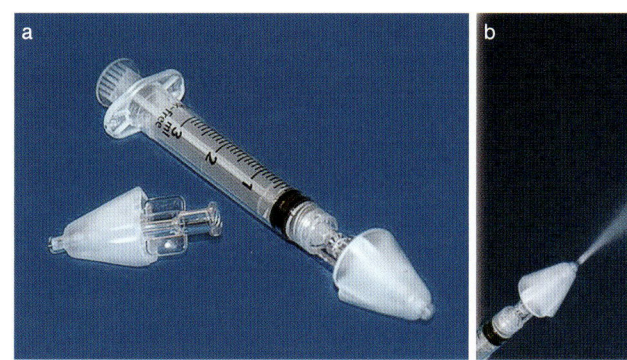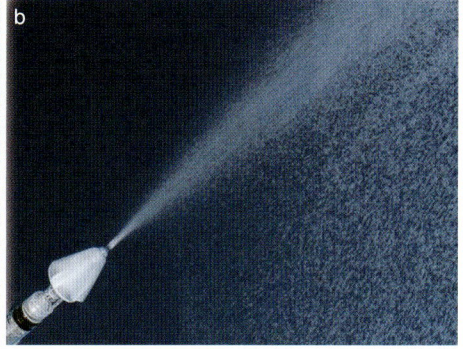

図1 当院で使用している硝酸ナファゾリン点鼻用の噴霧器（a）と
実際の噴霧の状況（b）

③ 経口内視鏡に特徴的なもの

　経口挿入の前処置の際にのみ起こりうる偶発症はとくに認められない．しかし，経鼻内視鏡と比較すると経口内視鏡は嘔吐反射が強いため咽頭麻酔をより多く使用する傾向にある．このようなときにはリドカイン中毒により注意深く対応する必要がある．

Ⅱ 使用する薬剤に伴う偶発症と対策

　上部消化管内視鏡検査時に使用する薬剤は経口挿入も経鼻挿入も同様である．鎮痙薬と鎮静薬もしくは鎮痛薬の偶発症と対策を知る必要がある．

① 鎮痙薬によるもの

　検査前に使用される鎮痙薬としてブチルスコポラミン臭化物（ブスコパン®）かグルカゴン（グルカゴンGノボ®）の注射が頻用されている．ブチルスコポラミン臭化物は緑内障，前立腺肥大，重度の心疾患などの患者に対しては使用禁忌である．またグルカゴンは褐色細胞腫で禁忌であり，糖尿病や肝疾患などで慎重投与となっている．検査前に併存疾患について十分に問診する必要がある．

　ブチルスコポラミン臭化物使用の副作用として，頻脈，口渇，羞明などが挙げられる．一方グルカゴンでは低血糖に十分な注意を要する．使用者には発汗や動悸などの低血糖症状出現時の対応を指導するべきである．第6回の全国調査では鎮痙薬使用に伴うショックが4件報告されている．

② 鎮静薬・鎮痛薬によるもの

　消化器内視鏡関連の偶発症に関する全国調査（第6回）によると，前処置における偶発症でもっとも多いものは鎮静薬・鎮痛薬使用に伴うものであり，4件の死亡事例も報告されている．

　検診の上部消化管内視鏡には鎮静薬としてジアゼパム（セルシン®），ミダゾラ

ム（ドルミカム®），フルニトラゼパム（ロヒプノール®）などがよく使用されている．近年苦痛のない検査を希望する被検者が増加しており，使用頻度も増加している．いずれの薬剤も過敏症，急性狭隅角緑内障，重症筋無力症などのある患者には禁忌である．副作用として，呼吸抑制，血圧低下の他に脱抑制や体動などもありうる．

　また鎮痛薬である塩酸ペチジン（オピスタン®）やペンタゾシン（ソセゴン®）も比較的頻用されている．鎮静薬と比べると催眠作用は少ない．副作用として悪心・嘔吐，血圧低下などがあり，とくに高齢者では低用量からの投与が推奨される．

　いかなる鎮静薬，鎮痛薬を使用するときにも酸素飽和度の測定は必須である．そして酸素飽和度が低下した際には下顎を挙上させ，必要に応じて酸素投与を行う．アンビューマスクなどの救急蘇生用の道具もすぐに使用可能な状況としておく必要がある[4]．拮抗薬であるフルマゼニル（アネキセート®）や塩酸ナロキソン（ナロキソン®）もすぐに使用できるように用意しておくべきである．しかしいずれの拮抗薬も半減期が短いため，拮抗薬注射直後は意識状態が回復しているがその後に再度傾眠傾向となることがある．十分な時間の安静とモニタリングが必要となる．当院では使用後 1 時間は看護師が慎重にモニタリングを行い，かつ当日の車の運転は控えるように指導している．

Ⅲ　挿入・観察時の内視鏡手技に伴う偶発症と対策

　内視鏡挿入と観察に伴う偶発症に関しても共通のもの，経鼻，経口に特徴的なものに分けて述べる．

1　経鼻，経口共通のもの

　第 6 回全国調査では，経口・経鼻を合わせると生検を含めた観察のみの内視鏡検査の偶発症は，11,265,684 件中 782 件（0.007 ％）となっている．内視鏡の挿入・観察の手技に伴う偶発症としては，出血，裂創の頻度が高い．いずれも内視鏡の接触によるものと，送気による過伸展に伴うものに大別される．

　接触はスコープ先端の接触と，シャフト部の接触に分けられる．内視鏡先端が粘膜面に接触し，内視鏡の視野が確保できていない状況では過度にスコープを push しないようにするべきである．粘膜面に内視鏡先端が接着し視野が確保できないときには必要に応じて先端フードなどを併用する．また拙速な内視鏡操作をするとスコープのシャフト部分で胃体部小弯を傷つけることがある．とくに萎縮性胃炎の高度な状態では注意を要する．

　送気量が過度なときや嘔吐反射が強かった際などに噴門直下の粘膜に Mallory-Weiss tear といわれる裂創が生じることがある．内視鏡処置中の Mallory-Weiss tear のリスクとして，高度な萎縮性胃炎や低 BMI が報告されている[5]．小さな裂創は穿孔がないこと，止血がなされていることを確認し検査を終了することができるが，大きなものや止血が得られないものに関しては内視鏡的なクリッピン

グや凝固止血が必要となることもある．

② 経鼻内視鏡に特徴的なもの

経鼻内視鏡では出血が経口内視鏡と比較して多くなっている．とくに経鼻内視鏡では鼻出血に注意を要する．第6回全国調査における経鼻内視鏡検査の偶発症の約8割（111/146）が鼻出血となっている．挿入時に抵抗を感じる際や被検者が疼痛を訴える際などは無理に挿入しないようにする．多くの出血は自然止血することが多いが，抗血栓療法中の被検者などでは出血量が多くなることがある．圧迫止血を行い，血液を嚥下しないように被検者に指導する．必要に応じて耳鼻科医師に協診をしていただくべきである．

③ 経口内視鏡に特徴的なもの

経鼻内視鏡ではほとんど報告されていないが，経口内視鏡では径が太いため穿孔の報告がある．部位としては，壁の薄い食道と十二指腸に多い．とくに挿入時に左梨状陥凹や Zenker 憩室などで強引に挿入をすると起こりうる．十二指腸の穿孔は球部，下行部，水平部いずれも報告がある．全国調査でも3例の死亡例の報告があり，内視鏡の視野が確保できていないときに過度に push をすると危険であり避けるべき操作である．上部消化管内視鏡による穿孔は緊急手術になる可能性が高く，疑わしいときには必ず入院での経過観察と外科との十分な協議が必要となる．

Ⅳ　抗血栓療法の取り扱い

近年，抗血栓療法の進歩と普及が目覚しい．内視鏡検査を受ける患者においても抗血栓療法中の患者の割合は増加傾向である．以前の日本消化器内視鏡学会のガイドラインでは抗血栓療法継続下での生検などの観血的処置は控えるように記載されていた．しかし新たに抗血栓療法の取り扱いに関するガイドラインが改訂された[6),7)]．従来のガイドラインとは異なり，出血のリスク以上に血栓塞栓症のリスクに重きを置いた改訂となっている．各施設で運用方法は異なるが，どのような状況にしても抗血栓療法中の被検者に対する生検は通常の生検以上に慎重に行われるべきである．本稿では生検などの処置に伴う出血の対応と抗血栓療法中の被検者への誤生検に対する当院での取り組みについて述べる．

① 上部消化管内視鏡の生検後出血

旧ガイドラインの時の内視鏡生検の後出血率は胃で 0.002 ％と報告[8)] されている．そのほとんどが軽微な出血であるが，時に止血操作や輸血を要するような出血をきたすこともある．生検施行時には，止血を確認してからスコープを抜去するようにするべきである．出血が持続する時や湧出性出血では止血処置が必要になる可能性がある．クリップや止血鉗子での止血処置を行うとその後の内視鏡治療が困難になる可能性があるため慎重に行う必要がある．被検者には生検を行っ

たことを十分に説明し，吐血や黒色便・血便などの出血症状があるときにはすぐに受診するように説明するべきである．また生検当日は飲酒や過度の運動などは控えるように説明をすることも必要である．

前述のようにガイドラインが改訂され生検後の出血が増加することが懸念されていた．いくつかの検討がなされ，現在のところ抗血栓療法継続下での生検による後出血率上昇は否定的な意見が多い．当院でも2013年4月から2014年3月までの1年間の検討[9]を行った．14,707件の上部消化管内視鏡検査のうち，2,862件の生検が行われていた．このうち3例に後出血が発生していた．しかしいずれも抗血栓療法のない患者であり，抗血栓療法中の生検での後出血は認められなかった（0/57）．

② 抗血栓療法中の被検者への誤生検予防への取り組み（図2）

以前から内視鏡医の不注意から生検禁忌の患者に対して誤生検がなされることがある[10]．不注意による誤生検を予防するために各施設がさまざまな工夫を行っているが，当院での取り組み[11]を紹介する．なお，当院健康管理センターでは抗血栓療法が継続中の被検者や検査当日に飲酒や運動の予定がある被検者に対しては原則生検しない方針としている．

まず問診担当医師が被検者に対し抗血栓療法の有無，検査当日の飲酒や運動の予定，生検の希望の有無について確認する．問診の結果を問診票に記載し，検査

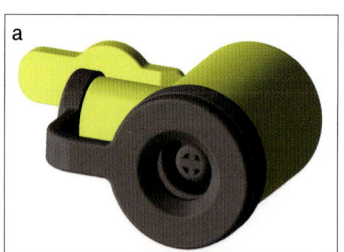
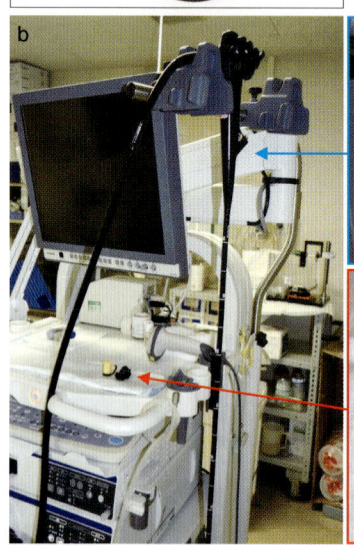
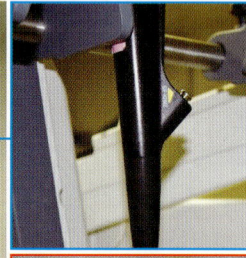
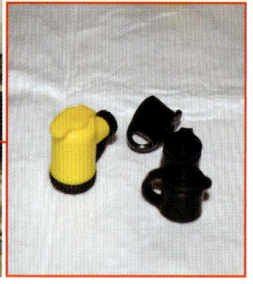
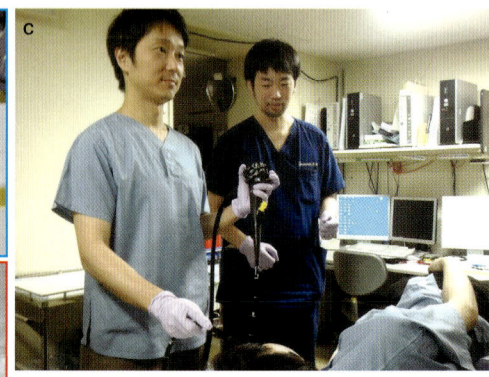

図2　当院での抗血栓療法中の誤生検予防の安全対策

a：当院で使用している警告用鉗子栓の図．黄色の警告色と同時にフィルターが付帯されており，色素や洗浄水は通過できるが生検鉗子などは通過できなくなっている．

b：検査前の内視鏡．鉗子栓は非装着で用意されており，内視鏡医が生検できるか確認した後に自身で装着する．

c：生検禁忌の被検者への検査時の図．術者のみならず介助者も生検できるかどうかをすぐに確認できる．

室に問診票とともに看護師が誘導する．内視鏡には鉗子栓が非装着の状態で用意されており，検査担当の内視鏡医が問診票を確認し最後に被検者本人に直接問診し確認をする．生検実施可能の時は通常の鉗子栓を，生検禁忌の時は専用の警告用鉗子栓（フォルテグロウメディカル社）を内視鏡医自身が装着し検査を行う．本鉗子栓は警告色の黄色であると同時に，鉗子栓内に洗浄水や色素は通過するが生検鉗子などは通過できないフィルターが付帯されている．① 鉗子栓装着時に必ず内視鏡医自身が生検できるか否かを確認する，② 介助者も鉗子栓の色を見ることで生検できるか否かを確認できる，③ 実際に生検を試みても生検鉗子が挿入できないなどが本安全対策の安全性向上の理由と考えられる．この安全対策を導入後 5 年以上経過しているが，現在までに生検禁忌の被検者に対する誤生検は 1 例も認められていない．

おわりに

対策型胃がん検診の方法としてバリウム検査に加え内視鏡検査が推奨されるようになり，各自治体では内視鏡による胃がん検診が開始されるようになっている．この時代背景において検診目的の内視鏡検査は現在増加しており，かつ今後も増加が予想される．健常者を対象とする検査であり，まずは安全に行うことが重要である．そして近年では，苦痛を伴わない検査の要求が強くなっている．その点において鎮静薬や鎮痛薬の使用，経鼻内視鏡の使用が重要な役割を果たすと考えられる．しかし内視鏡検査には，前処置や使用する薬剤，そして手技そのものにも一定の確率で起こりうる偶発症が存在する．偶発症の実態を知り，その対応法を熟知すれば多くは重篤な状態にならずに検査を終了できる．

内視鏡検査数の増加に伴い各内視鏡医が行うべき内視鏡件数も増加することが予想される．1 件 1 件がリスクのある処置であることを十分に認識し，慎重で丁寧な姿勢が各内視鏡医に求められている．

文　献

1) 吉田隆久，加藤元嗣，伊藤　透，他：消化器内視鏡関連の偶発症に関する第 6 回全国調査報告－2008 年～2012 年までの 5 年間．Gastroenterol Endosc　2016；58：1466-1491

2) Neal JM, Bernardes CM, Butterworth JF 4th, et al：ASRA practice advisory on local anesthetic toxicity. Reg Anesth Pain Med　2010；35：152-161

3) 河合　隆，高橋孝慈，竹内眞実，他：経鼻内視鏡の前処置・鼻腔内挿入．消化器内視鏡 2017；29：390-395

4) 野村浩介，山下　聡，貝瀬　満：鎮静薬使用に関する基本的知識．臨牀消化器内科　2015；30：525-530

5) 河野孝一朗，名和田義高，濱田晃市，他：ESD の偶発症としての Mallory-Weiss 症候群に関する検討．Gastroenterol Endosc　2012；54：1443-1450

6) Fujimoto K, Fujishiro M, Kato M, et al：Guidelines for gastroenterological endoscopy in patients undergoing antithrombotic treatment. Dig Endosc　2014；26：1-14

7) 加藤元嗣，上堂文也，掃本誠治，他：抗血栓薬服用者に対する消化器内視鏡診療ガイドライン－直接経口抗凝固薬（DOAC）を含めた抗凝固薬に関する追補 2017．Gastroenterol Endosc　2017；59：1547-1558

8) 芳野純治，五十嵐良典，大原弘隆，他：消化

器内視鏡の偶発症に関する第5回全国調査報告―2003 年より 2007 年までの 5 年間．Gastroenterol Endosc　2010；52：95-103

9）松井　啓，野村浩介，栗林泰隆，他：抗血栓薬服用者に対する生検による後出血率の検討．Prog Dig Endosc　2012；86：58-62

10）菊池大輔，古畑　司，飯塚敏郎，他：消化器内視鏡における抗血栓療法の取り扱いの現状．Gastroenterol Endosc　2012；54：1806-1811

11）Kikuchi D, Iizuka T, Hashimoto M, et al：Safety measure for gastrointestinal endoscopy in patients receiving antithrombotic therapy. Dig Endosc　2012；24：16-20

〔菊池大輔，飯塚敏郎，布袋屋修〕

上部消化管内視鏡検査（消化器内科外来）を受ける方へ

お 名 前：＿＿＿＿＿＿＿＿＿＿＿＿ 様　登録 ID：＿＿＿＿＿＿＿＿

検査日時：＿＿＿＿＿＿＿＿＿＿＿＿＿＿＿＿＿

依 頼 科：＿＿＿＿＿＿＿＿＿＿＿＿＿＿＿＿＿

《来院方法》

○予約時間前に，自動再来受付機にて受付をお済ませ下さい．

○受付票を，本館地下 1 階内視鏡センター受付に 予約時間 10 分前に はお出し下さい．

○上部消化管内視鏡検査は，午前中に実施しております．
　予約時間優先に，随時順番で検査室内に看護師がお呼び致します．

○検査の内容により，予約された時間よりも検査の開始が遅くなる方もございます．

1. 上部消化管内視鏡検査

1-a：目的・方法

《目的》

・上部消化管内視鏡（胃カメラ）の検査は，直径 9 mm の内視鏡スコープを口から挿入し，上部消化管（食道・胃・十二指腸）を観察する検査です．

検査前日………（　　月　　日）

○検査前日の夕食は， 20 時までに，消化の良いものをお召し上がり下さい．なお，20 時以降は水分（水・お茶・スポーツ飲料）のみにして下さい．

検査当日………（　　月　　日）

1. 検査当日は前夜に引き続き食事は摂らないで下さい．ただし水分（水・お茶・スポーツ飲料）は飲んでもかまいません．
注意⇒牛乳・スープ・味噌汁・コーヒー・ジュースなどは飲まないで下さい．

2. 検査当日，服用中の薬剤は，基本的に休薬して頂きます．特に経口糖尿病薬やインスリン製剤は，低血糖を起こす可能性がありますので，間違って使用した方は，糖分を摂取した上で，看護スタッフにお知らせ下さい．
尚，降圧薬（血圧の薬），ステロイドホルモン薬，心臓の薬（抗凝固薬・抗血小板薬は除く）は，服用することが望ましい場合があります． 検査予約時に，主治医にご相談下さい．
また，服用する場合は， 朝 7 時前まで には内服するようにして下さい．

3. 検査当日は，腹巻・ガードル・コルセットなどのお腹を締め付ける衣類は着用を避けて，動きやすい服装でご来院下さい．もし着用された場合は，検査開始前までには外しておいて下さい．
検査前にあらかじめ，男性の方はネクタイなど締め付けるものは外し，女性の方は口紅を拭き取っておいて下さい．※検査前の筋肉注射を行う事がありますので，肩を出し易い 脱ぎ易い服装で来院 下さい．

4. ご来院の際は，荷物は最小限にし，貴重品（指輪・ネックレスなどはずれてしまうもの）はなるべく持って来ないようにして下さい． 貴重品の管理は，患者様ご自身で行い，充分気を付けて下さい．

外れやすい歯やぐらつく歯がある場合は，事前に内視鏡スタッフへお知らせ下さい．

《検査方法》

1. 看護師より検査室内へ案内されると，お名前の確認をし，リストバンドを着けさせて頂きます．

2. 当日食事をしていないことを確認した後，胃の泡を消す水薬（消泡剤）を内服します．

3. キシロカインビスカスという麻酔薬で，のどの奥を麻酔し，検査によるのどへの苦痛を少なくします．

4. 胃腸の動きを抑制し観察しやすくするために，検査直前に鎮痙薬の筋肉注射（＝スコルパン後発薬＝ブスコパン）を右肩に行うことがあります．
注意⇒注射薬の影響で，検査後 2 時間くらい目がチカチカ見えにくいことがあります）ので， 自動車やバイクなどの運転は避けて 下さい（当日の車・バイクでのご来院はお控え下さい）．
※心臓病・前立腺肥大・緑内障・糖尿病のある方は，鎮痙薬が使用できない場合がありますが，検査自体は問題なく行うことができます．

5. 内視鏡検査台へ移りましたら，左側を下にし左向きで横に寝ます．膝を軽く曲げ，枕に左の頬を付けて肩の力を抜いて下さい（看護師が説明しながら誘導します）．

6. 検査医師によりマウスピースを咥えさせられます．

7. 内視鏡スコープが最も細いのどの所を通過する際，嘔吐反射が生じやすく苦痛を伴うので，なるべく肩の力を抜いて，目は固くつぶらずに前をボーッと見るようにして下さい．

8. 内視鏡スコープがのどを通過したら，鼻でゆっくり呼吸をし，時に医師の指示で息を吸ったり止めたりして下さい．

9. 胃内の洗浄をするため，時折水で洗うので胃内が冷たく感じることがあります．

10. 色素内視鏡検査：必要に応じ，胃ではインジゴカルミンなどの青色の色素，食道ではルゴールという茶色の色素を使用します．検査後，尿や便の着色（緑色調），ルゴールでは胸やけなどが生じることがありますが，基本的には無害な物質であり，自然に消失しますのでご心配ありません．

11. 所要時間：検査に要する時間は，おおむね 15 〜

付録 1-1 上部消化管内視鏡検査　問診票（抜粋）（日本医科大学付属病院内視鏡センター）

※実際の文書はイラストも交えて分かりやすく説明している．

20分ですが，病変の性質などで多少前後します．

12. 検査終了後は，のどの麻酔が1時間は効いていますので，飲水は1時間後になります．食事の指示は検査の内容によって異なりますので，検査室の看護師の説明をお聞き下さい．

1-b：抗凝固薬・抗血小板薬の服用について

○動脈硬化症（虚血性心疾患，脳梗塞など）や血液透析などにて通院中の方は，抗凝固薬や抗血小板薬を使用していることがあります．従来，当施設では，これらの薬剤を使用している場合，出血しやすいため，生検（組織採取）を行う可能性がある場合は，一定期間の休薬が必要としてきました．しかしながら，出血より，休薬による血栓症がもたらす身体への侵襲が大きいであろうとの見解から，2012年7月日本消化器内視鏡学会から"抗血栓薬服用者に対する消化器内視鏡診療ガイドライン"が作製され，通常の内視鏡検査に関しては，服用している抗血栓薬が1剤の場合には休薬せず施行可能との，ステートメントが示されました．そこで，当施設でも，2013年1月から順次，同ガイドラインに従い，方針を移行することを決めました．一方，2剤以上の場合は，1剤に変更できない限り，従来通り生検を行わないこととします．1剤に減らすことができるかどうかの判断は，処方医（または主治医）が行います．1剤に減らせる場合，中止する抗血栓薬の中止期間は，これまで当院で使用してきた下記の休薬期間表（省略）に準じ，抗血栓薬の再開時期は，生検した場合は生検の翌日からとします．出血危険度の高い内視鏡検査・治療に関しては，同ガイドラインのステートメント5"出血高危険度の消化器内視鏡において，血栓塞栓症の発症リスクが高いアスピリン単独服用者では休薬なく施行してもよい．血栓塞栓症の発症リスクが低い場合は3〜5日間（当院では4日間で統一）の休薬を考慮します．"およびステートメント6"出血高危険度の消化器内視鏡において，アスピリン以外の抗血小板薬単独内服の場合には休薬を原則とする．休薬期間はチエノピリジン誘導体が5〜7日間（当院では6日間で統一）とし，チエノピリジン誘導体以外の抗血小板薬は1日間の休薬とします．血栓塞栓症の発症リスクが高い症例ではアスピリンまたはシロスタゾールへの置換を考慮する．"に従うこととします．

抗血栓薬服用者では同ガイドラインのステートメントに則とった生検の安全性を確保するため，内視鏡検査前と検査後（生検結果確認時）において，採血検査（血算）により貧血の有無を確認することとします．

1-c：偶発症

・内視鏡検査による偶発合併症の発生頻度は1997年の全国集計で0.007％（約1万4000人に1人）と非常に安全な検査ですが，ごく稀に偶発症が発生する場合があります．以下に代表的なものと対処方法を記します．

①薬剤，麻酔によるショック症状：内視鏡検査に用いる薬剤（局所麻酔＝キシロカイン，ヨード，スコルパンなど）に対するアレルギー症状がみられることがあります．過去に薬によるアレルギー症状を経験

されたことがある方，気管支喘息をお持ちの方はスタッフにお知らせ下さい．

②食道・胃・十二指腸穿孔：極めて稀ですが，検査により消化管壁が穿孔（穴が開く）した場合，入院の上，禁食，抗生物質投与，必要に応じて，内視鏡的・外科的処置を行います．

③組織採取などによる高度な出血（吐血・血便・黒色便）：必要に応じて，内視鏡的止血術や輸血を行う場合があります．

④内視鏡後の前頸部の有痛性の腫脹：成因ははっきりしませんが，両側耳下腺部から顎下部のコンプトン嚢という袋が腫れることがあります．2〜3時間後に自然消退します．

⑤その他予期できない偶発症：偶発症の種類に応じた適切な治療を選択します．こうした偶発症の発生は殆ど予期できませんが，万が一起きた場合は適切に対処させて頂きます．

※またこれらの偶発症が起きた場合の医療は，通常の保険診療となります．

1-d：病理検査のための組織採取

炎症や腫瘍などの病変の性質をより詳細に調べるために，内視鏡診断に加えて病理学的な評価のための組織片（数mm大）を採取することがあります．

1-e：内視鏡検査及び病理診断のための組織標本を教育，研究に使用することについて

①今回，検査で採取あるいは手術で切除される組織は，病理部，病理学教室で責任を持って診断させて頂きます．

②内視鏡センターでは，より多くの異常所見（病変）を見つけ，より正確な診断を下すため，できるだけ複数の医師によって観察することとしております．よって，検査中，内視鏡所見などについて討議することや，施行医が途中交代することがありますので，予めご了承下さい．

③診断に用いられた内視鏡画像，パラフィンブロック，顕微鏡標本，凍結標本などは，医学教育・研究のために使用させて頂く可能性があります．皆様には是非ともこの趣旨をご理解頂きたくお願い申し上げます．

④使用後は管理責任者の下で責任を持って管理保存させて頂き，保存が必要な標本以外は一定の期間終了後，当病院の責任の下に法に基づいて適切に処理致します．また，氏名など個人を特定できる情報が明らかになることは一切ありません．

⑤これは教育・研究へのご協力のお願いですので，お断りになられても差し支えありません．お断りになられたために不利益になることは全くありません．また，同意された後でもいつでも同意を撤回することができます．尚，教育・研究のために使用させて頂く場合の謝礼はございません．

1-f：鎮静剤使用について

○当院では，原則として内視鏡検査中の鎮静剤使用は行っておりません．ただし苦痛の軽減なしでは充分な検査の遂行が不可能と判断した場合に限り，例

外的に鎮静剤を使用する場合があります.
●鎮静剤によって眠った状態で検査する事になりますが, 血圧低下, 呼吸抑制といった副作用が起こりうる為, 細心の注意を払って検査を行うと共に, 上記症状が出現した場合は適切な処置を行います.
※検査後, 鎮静剤の薬効が切れるまで, 1〜2時間は点滴をし, 病院内で休んでから帰宅することになります. また, 鎮静剤の使用を希望する方は, 検査当日, 車での来院はしないで下さい！

1-g：同意の撤回及びセカンドオピニオンについて
　一旦同意された後でも同意を撤回することが可能であり, もし検査に同意頂けない場合でも, 皆様の不利益になることはありません. 必要に応じて担当医に再度説明を受けることもできます. また, 希望があればセカンドオピニオンを求めることが可能です.

　以上, 内視鏡検査, 感染症検査, 病理組織検査及び検体の取り扱いについて必要性を理解し, 各検査及び検体の取り扱いにご同意頂きますようお願い申し上げます.

※検査予約の取り消しや変更, ご不明な点は, おかかりの科の外来にご連絡下さい.

日本医科大学付属病院　☎03-3822-2131
　検査予約窓口　内線（△△△△）
　中央処置室　　内線（△△△△）
平日 15：00〜16：30
土曜 14：00〜15：30（日曜・祭日は休み）

付録1-1 つづき

上部消化管内視鏡検査に関する同意書

医師説明	同意する	同意しない
チェック	□	□

□ 1. 内視鏡検査
　　a. 目的・方法
　　b. 抗血小板薬・抗凝固薬の服用に関する注意
　　c. 偶発症
　　d. 病理診断のための組織片採取（生検）
　　e. 内視鏡検査及び組織標本の教育, 研究活動への使用
　　f. 鎮静剤の使用条件, 副作用
　　g. 同意の撤回及びセカンドオピニオンについて

　私　　　　　　は, 今回内視鏡検査を受けるにあたり, 上記に関する各項目について説明を受け, 充分理解し必要であると判断しましたので, 日本医科大学付属病院での検査の実施を同意致します.
　尚, 偶発症が起きた場合の医療は通常の保険診療となることを同意します.

日本医科大学付属病院　院長　殿

　　　　　　　　　　同　意　日：＿＿＿＿＿年＿＿＿月＿＿＿日
　　　　　　　　　ご氏名（自筆）：＿＿＿＿＿＿＿＿＿＿＿＿＿
　　　　　　　　　　　　　　　　　　（自署, または記名・捺印）
　（注）本人が未成年者, または障害などで署名ができない場合は, 下記にもご記入下さい.
　　　　　　　　保護者または保証人氏名：＿＿＿＿＿＿＿＿＿＿＿
　　　　　　　　　　　　患者との続柄：＿＿＿＿＿＿＿＿＿＿

　説　明　日：＿＿＿＿＿＿＿＿＿＿
説明担当医師：＿＿＿＿＿＿＿＿＿＿＿＿＿＿＿＿＿＿＿
　　　　　　　　　　　　　　日本医科大学付属病院 内視鏡センター

付録1-2 上部消化管内視鏡検査　同意書（日本医科大学付属病院内視鏡センター）
※電子カルテ用と患者交付用の2部ともに署名してもらっている

表

内視鏡検査をお受けになる方へ
検査を安全に行うために，以下の質問にお答えください

| | | 医師確認 |

【内視鏡検査の方法】
当院では細径内視鏡を使用します．経口（口から入れる）か，経鼻（鼻から入れるか）かをお選びください．
・経口挿入 ： 喉に局所麻酔をして口から内視鏡を挿入します．反射が強く出る場合があります．
・経鼻挿入 ： 鼻に血管収縮薬の噴霧と局所麻酔をしてから細いチューブで挿入経路を確認します．その後，チューブを抜いて内視鏡を挿入します．反射が出にくく，検査中の会話も可能です．鼻痛やごく軽度の鼻出血（約1%）が出ることがあります．鼻腔が狭く挿入できない場合（約1%）は経口に変更します．

1	本日の検査は経口（口から）と経鼻（鼻から），どちらにされますか？	経口 ・ 経鼻
2	義歯（取り外しできるもの）を使用していますか？	はい ・ いいえ

【胃がん検診の目的・代替検査】
胃がん検診の主目的は，胃がんを早期に発見することです．内視鏡の代替検査として，胃X線検査（バリウム）があります．胃X線検査（バリウム）の場合は組織採取（生検）ができず，異常を認めた場合は内視鏡検査が必要となります．

3	内視鏡検査を受けたことがありますか？ 　＊「はい」とお答えの方へ 　　前回当施設以外で受けた方は結果を教えてください． 　　　最終検査日　　西暦（　　　　　　）年（　　　　　）月 　　　結果　（　　　　　　　　　　　　　　　　　　　） 　　以前の検査で気分が悪くなったことがありますか？	はい ・ いいえ はい ・ いいえ
4	現在，胃の症状はありますか？ 　＊具体的に（　　　　　　　　　　　　　　　　　　）	はい ・ いいえ
5	過去に「ピロリ菌」を調べたことがありますか？ 　＊「はい」の方へ　ピロリ菌に感染していると言われましたか？ 　＊「はい」の方へ　除菌治療を受けましたか？ 　　　除菌実施日　　西暦（　　　　　　）年（　　　　　）月 　　　除菌結果　　（　成功　・　不成功　・　不明　）	はい ・ いいえ はい ・ いいえ はい ・ いいえ
6	血縁で胃がんの方はいらっしゃいますか？ 　＊続柄（　　　　　　　　　　　　　　　　　　）	はい ・ いいえ

【使用する薬剤（○経口／◎経鼻）】　　＊当施設では鎮静薬，鎮痛薬，鎮痙薬は使用しません．
○◎消泡薬（ガスコン）　　　　　： 胃の中をきれいにするために使用します．
　◎血管収縮薬（プリビナ）　　　： 経鼻挿入の場合，鼻出血の予防や鼻腔を広げる目的で使用します．
○◎局所麻酔薬（キシロカイン）　： 鼻や喉の局所麻酔に使用します．
○◎インジゴカルミン（青色色素）： 病変を詳しく観察するために使用する場合があります．
○◎ヨード　　　　　　　　　　　： 食道の観察で使用する場合があります．散布後に胸やけを生じることがありますが，時間と共に軽減します．中和剤としてチオ硫酸ナトリウム（デトキソール）を使います．

7	麻酔薬（歯科治療など）で気分が悪くなったことがありますか？	はい ・ いいえ
8	ヨード（イソジンうがい液など）で気分が悪くなったことがありますか？	はい ・ いいえ
9	飲酒で顔が赤くなるかどうかをお聞きします（目安：ビール1杯程度）． 　＊現在，飲酒後に顔が赤くなりますか？ 　＊飲酒を始めた頃の1-2年，飲酒後に顔が赤くなりましたか？	 はい ・ いいえ はい ・ いいえ

付録2 **内視鏡検診問診票・同意書**（人間ドックセンターウェルネス）

		医師 確認

【生検】

検査中, 診断のために粘膜の一部を採取（生検）することがあります.

・保険診療を適用します.

　（目安： 1割負担　約1,300円／3割負担　約4,000円／10割負担　約13,000円）

・保険証をお持ちでない方は全額自費になりますが, 後日保険証をご持参いただければ差額を返金いたします.

・生検後, 内視鏡検査終了から1時間はご飲食をお控えいただきます.

・当日は禁酒となります. また激しい運動はできません.

・生検後, まれに出血が持続することがあり, その際は専門の医療機関で止血処置が必要になる場合があります.

・当施設では抗血栓療法中（血液をさらさらにする薬を服用中）の場合, 生検は行いません. 生検が必要な場合は
　紹介状をお渡しいたします.

【偶発症　（頻度＊：日本消化器内視鏡学会全国調査より抜粋）】

・前処置によるもの　　　　：　局所麻酔薬アレルギー（頻度＊0.0059%）

・検査によるもの　　　　　：　出血・穿孔・生検による出血など（頻度＊0.012%）

・経鼻内視鏡特有のもの　：　鼻痛, 鼻出血（当施設における頻度約1%）

10	血液をさらさらにする薬を飲んでいますか？ 　＊具体的に（　　　　　　　　　　　　　　　　　　　　　　　　　）	はい ・ いいえ	
11	過去の血液検査で血小板低下や出血傾向, また肝硬変を指摘されたことが ありますか？	はい ・ いいえ	
12	医師が必要と判断した場合, 当施設で生検を受けますか？	はい ・ <u>いいえ</u> ↓ 後日, 他施設で 再検査を受ける	

【ダブルチェック体制】

当施設では, 検査の質向上のため, 別の内視鏡医が全画像のダブルチェックを行っています. その結果, 最終報告書の
内容が当日説明と異なる場合があります. ご不明な点がありましたら, 後日お問い合わせください.

13	検査結果について後日連絡を差し上げる場合があります. 日中の連絡先（できれば携帯電話）をお教えください. 　　　　（　　　　　　　）　－　（　　　　　　　　　　）　－　（　　　　　　　　　　）

表裏の内容を理解し, 検査を受けることに同意します.

西暦　　　　　　年　　　　　　月　　　　　　日

　　　　　　　　　　受診者本人署名　_____

　　　　　　　　　　内視鏡担当医　_____

　　　　　　　| 人間ドックセンターウェルネス　（ウェルネス天神　・　ウィメンズウェルネス天神） |

上部消化管内視鏡検査（胃カメラ）について

310103

【検査の目的と方法】

口または鼻から内視鏡を挿入し、上部消化管である食道・胃・十二指腸の病気の診断を目的とする検査です。まず前処置として胃の中を見やすくするシロップを飲んで頂き、嘔吐反射を抑えるために、のどをゼリー状またはスプレー式の麻酔薬で麻酔します。

また、消化管の動きを抑えるための鎮痙薬を注射します。鼻からの場合は、鼻腔を拡げ痛みや鼻血を抑えるために血管収縮薬を点鼻し、麻酔薬で鼻腔の麻酔を行います。その後、実際に内視鏡を挿入し上部消化管をまんべんなく観察します。必要があれば、病変を見やすくするために色素や酢酸を散布したり、良性か悪性かを鑑別するために病変の一部の組織を採取する検査（生検といいます）を行うこともあります。

【検査の合併症】

1. 検査手技に関する偶発症

　日本消化器内視鏡学会の全国調査報告（２００３〜２００７年）によると、上部消化管内視鏡全体では、０．００５％の合併症が報告されています。

　内訳は、穿孔（消化管に穴が開くこと）が６．５％、裂創（消化管に傷がつくこと）が２２．９％、出血（組織を採取した場所や傷から）は３１．８％でした。

　また、基礎疾患の増悪やその他予期せぬ偶発症が起こることがあります。

　稀ではありますが、死亡例の報告もあり、０．０００２％の割合でした。

　鼻からの場合は鼻出血することがあります。

2. 使用する薬剤による副作用

　麻酔薬、前処置によるものの頻度は０．００３７％で、多くが鎮静薬、局所麻酔薬、鎮痙薬の使用に関連したものです。

　また、色素を散布することがありますが、それにより、胸やけなどの刺激症状、アレルギー、甲状腺機能異常が起こることがあります。

　これらの合併症は、最善の手技を尽くしても発生を完全に防止することはできません。

　上記のうち穿孔や出血などが生じた場合には、輸血・開腹手術が必要となる場合もあります。

　万一、副作用・合併症が起きた場合には最善の処置・治療を行います。

【個人情報の保護について】

検査に関する個人情報は厳守し、得られた画像やデータを学会や学術論文で報告させて頂くこともありますが、プライバシーは厳重に保護致します。

何かご不明な点がありましたら、遠慮なくお聞きください。
以上のことを御理解して頂いた上で検査をお受け頂くようお願い致します。

付録 3-1　上部消化管内視鏡検査説明書（東京医科大学病院）

内視鏡検査　問診票

ID　　　　：

患者氏名　：　　　　　　　　　　作成日　：2018年　　月　　日

生年月日　：　　　　　　　　　　作成者　：

		該当すれば☑	詳細・備考	禁忌
1	既往歴			
	・ 心疾患（心不全・不整脈・虚血性心疾患等）	☐		ブスコパン・アトロピン
	・ 緑内障や眼圧の上昇	☐		
	・ 前立腺肥大	☐		
	・ 甲状腺機能亢進症	☐		
	・ 糖尿病	☐		グルカゴン
	・ 内服や注射の投与	☐		
	・ 本日内服や注射をしている	☐		
	・ 褐色細胞腫	☐		
	・ 高血圧にて降圧剤内服中	☐		
	・ 本日内服している	☐		
	・ ペースメーカー	☐		モノポーラ
	・ シャント造設	☐		上肢圧迫
	・ 右上肢	☐		
	・ 左上肢	☐		
	・ 抗血栓薬を内服している	☐		

抗血栓薬の種類	休薬	休薬期間	
薬剤名①	☐あり ☐なし	休薬	日間
薬剤名②	☐あり ☐なし	休薬	日間
薬剤名③	☐あり ☐なし	休薬	日間

		該当すれば☑	詳細	
2	手術歴（胃・胆嚢・子宮・卵巣・大腸・その他	☐	①	
			②	
			③	
3	妊娠の可能性あり	☐		薬剤投与注意
4	現在治療中の疾患	☐	①	
			②	
			③	
			④	

付録 3-2 内視鏡検査問診票（東京医科大学病院）

内視鏡検査同意書（患者様控え）

310102▮▮▮▮

診察券番号	▮▮▮▮▮▮		
患者氏名	▮▮▮▮▮　　　　　　　様　男		▮▮▮▮▮▮▮▮▮日生
施行年月日	平成　29年　8月　■日　　10時30分		
実施内容	内視鏡　上部消化管内視鏡（河合） 消化器内科　　　　依頼医師名　河合　隆		
検査目的	esophagus & stomach		
確認内容	感染症（HB、HCV、L、M）　　未実施 ヨード・キシロカインアレルギー　無 生検の不可　　　　　　　　　　　　　可 抗凝固剤の使用　　　　　　　　無 心疾患・高血圧の既往　　　　　無		

　１．現状の症状に対して上記の検査が必要な理由
　２．麻酔（キシロカインなど）薬使用の場合の副作用
　３．検査に伴って予測される合併症や副作用の可能性
　４．検査を場合の不利益と予想される経過

上記１～４の項目について患者様ご本人または代理人に十分に説明
いたしました。

2017年08月■日　　　　　　依頼医師署名

上記１～４の項目について説明をうけました。

　この説明により、私（患者）に対して予定されている検査について十分に理解できましたので、検査の実施に同意します。

　なお、検査中に緊急処置の必要性が生じた場合は、担当医師の判断した方法で対処されることも同意します。

　　患者様ご本人署名：

　　患者様代理人署名：

　　（ご本人、代理人いずれかまたは両者の署名）
　　緊急時や記入困難時（意識障害など）は署名不要です。

付録3-3　内視鏡検査同意書（患者控え）（東京医科大学病院）

内視鏡 検査予約票

発行　1頁
310102

█████ ████ 様

検査予定日　　２０１７年　８月███日（火）
検査予定時間　　１０時３０分～　　受付場所４階内視鏡センター

検 査 内 容
上部消化管内視鏡（河合）

診療科　消化器内科
04
依頼医師　河合　隆

【検査の注意事項（よくお読み下さい）】

1. 検査当日、１階の再診受付機で受付を済ませ、４階・内視鏡センター受付の診察券入れに、診察券・受付票をお出しになってお待ち下さい。

2. 予約時間までにお越しください。当日の検査状況により必ずしも予約時間通りに行えないこともございますのであらかじめご了承ください。

3. 前日の夕食は午後１０時までに終了してください。アルコール類は飲まないでください。

4. 当日の朝は飲食しないでお越しください。水分（水のみ）は検査の１時間前まではコップ１～２杯程度お飲みいただけます。

5. 血圧を下げる薬（　　　　　　　）、心臓薬剤（抗凝固剤を除く）を服用されている方は、当日午前７時ごろまでに内服してください。お薬手帳をお持ちの方は必ず御持参下さい。

6. 血液の流れを良くする薬を服用されている方は、
　（　　　　　　）を（　　／　　）から中止してください。

＊変更、キャンセルする場合＊
　必ず当日までにご連絡ください。
　（予定日を過ぎると、変更はお受けしていません。）

　　　０３－３３４２－６１１１　　内線███████
　　　（９：００～１２：００　　１３：００～１６：３０）

付録 3-4　**内視鏡検査予約票**（東京医科大学病院）

索　引

欧文索引

日本語音声のみ 約120分（本編） 片面・一層 MPEG2 NTSC 日本国内向 DVD VIDEO レンタル不可・複製不能

上部消化管　　　　　　（改訂第2版）
内視鏡挿入・観察のポイント
初心者からベテランまで
検診にも役立つ
［経口内視鏡・経鼻内視鏡］

2008 年 5 月 25 日	第 1 版 1 刷発行
2012 年 9 月 25 日	第 1 版 2 刷発行
2018 年 5 月 15 日	第 2 版 1 刷発行

編　集　田尻　久雄，貝瀬　　満，河合　　隆
発行者　増永　和也
発行所　株式会社 日本メディカルセンター
　　　　東京都千代田区神田神保町 1-64（神保町協和ビル）
　　　　〒 101-0051　TEL 03（3291）3901 ㈹
印刷所　シナノ印刷株式会社

ISBN978-4-88875-306-7